P. Ortega Deballon
P. Rat

Perfusion de cisplatine hypotonique dans le foie isolé

Olivier Facy
P. Ortega Deballon
P. Rat

Perfusion de cisplatine hypotonique dans le foie isolé

Etude de tolérance et de faisabilité chez le porc

Presses Académiques Francophones

Impressum / Mentions légales

Bibliografische Information der Deutschen Nationalbibliothek: Die Deutsche Nationalbibliothek verzeichnet diese Publikation in der Deutschen Nationalbibliografie; detaillierte bibliografische Daten sind im Internet über http://dnb.d-nb.de abrufbar.

Alle in diesem Buch genannten Marken und Produktnamen unterliegen warenzeichen-, marken- oder patentrechtlichem Schutz bzw. sind Warenzeichen oder eingetragene Warenzeichen der jeweiligen Inhaber. Die Wiedergabe von Marken, Produktnamen, Gebrauchsnamen, Handelsnamen, Warenbezeichnungen u.s.w. in diesem Werk berechtigt auch ohne besondere Kennzeichnung nicht zu der Annahme, dass solche Namen im Sinne der Warenzeichen- und Markenschutzgesetzgebung als frei zu betrachten wären und daher von jedermann benutzt werden dürften.

Information bibliographique publiée par la Deutsche Nationalbibliothek: La Deutsche Nationalbibliothek inscrit cette publication à la Deutsche Nationalbibliografie; des données bibliographiques détaillées sont disponibles sur internet à l'adresse http://dnb.d-nb.de.

Toutes marques et noms de produits mentionnés dans ce livre demeurent sous la protection des marques, des marques déposées et des brevets, et sont des marques ou des marques déposées de leurs détenteurs respectifs. L'utilisation des marques, noms de produits, noms communs, noms commerciaux, descriptions de produits, etc, même sans qu'ils soient mentionnés de façon particulière dans ce livre ne signifie en aucune façon que ces noms peuvent être utilisés sans restriction à l'égard de la législation pour la protection des marques et des marques déposées et pourraient donc être utilisés par quiconque.

Coverbild / Photo de couverture: www.ingimage.com

Verlag / Editeur:
Presses Académiques Francophones
ist ein Imprint der / est une marque déposée de
AV Akademikerverlag GmbH & Co. KG
Heinrich-Böcking-Str. 6-8, 66121 Saarbrücken, Deutschland / Allemagne
Email: info@presses-academiques.com

Herstellung: siehe letzte Seite /
Impression: voir la dernière page
ISBN: 978-3-8381-7894-3

I-INTRODUCTION

I-1 EPIDEMIOLOGIE

Les tumeurs malignes du foie représentent un problème de santé publique, qu'elles soient primitives ou secondaires. Selon l'Institut de Veille Sanitaire (InVS), elles sont responsables en France de 24000 nouveaux cas et de 21000 décès par an [12].

Prolifération néoplasique d'origine hépatocytaire, le *carcinome hépatocellulaire* (CHC) est le plus fréquent des **cancers primitifs** du foie. Il survient le plus souvent sur une hépatopathie chronique : cirrhose dans 80 % des cas, hépatite chronique virale ou hémochromatose, au terme d'une évolution de deux à trois décennies. Il se développe à partir d'un foyer initial localisé, envahit les vaisseaux portes et dissémine dans le foie. Ceci explique le caractère souvent multifocal du cancer et la tendance à la thrombose néoplasique des branches puis de la veine porte. Le nombre de nouveaux cas annuels mondiaux de carcinome hépatocellulaire est supérieur à un million. Les sites métastatiques les plus fréquents sont les poumons, le péritoine, les glandes surrénales et les os.

Le *cholangiocarcinome intra-hépatique*, développé à partir des canaux biliaires, est moins fréquent. Il pose généralement des problèmes de résécabilité du fait de son envahissement local et de la fragilité des patients.

La résection chirurgicale est à l'heure actuelle le seul espoir de survie prolongée des cancers primitifs du foie. Malheureusement, la plupart des patients sont au-delà des limites de la chirurgie hépatique et des critères de transplantation. La disponibilité d'organes est en outre limitée, ce qui permet la progression des tumeurs pendant la période d'attente. Le pronostic de ces tumeurs est mauvais, avec une survie médiane de 5 mois sans traitement et 2 ans après résection chirurgicale [78].

Les **tumeurs secondaires** sont les lésions malignes du foie les plus fréquentes et peuvent survenir lors de l'évolution de la plupart des tumeurs solides. Le foie est le site métastatique de prédilection des tumeurs du tube digestif, drainé par la circulation veineuse splanchnique (côlon, pancréas, estomac), mais peut être impliqué dans la quasi totalité des cancers généralisés par voie systémique (poumon, ovaire, sein, œsophage, rein, tumeurs neuro-endocrines...). Pour les mélanomes de la choroïde, l'atteinte métastatique hépatique se fait par voie artérielle.

Le cancer colorectal se situe en termes d'incidence au 1er rang des cancers, tous sexes confondus, avec un nombre estimé de 36 000 nouveaux cas par an en France. De 30 à 40 % des patients atteints d'un cancer colorectal développent des métastases hépatiques, qu'elles soient synchrones (10 à 25 %) ou métachrones (20 à 25 %). Elles sont isolées dans 40% des cas [118] et sont responsables de plus de la moitié des décès par cancer colorectal, primitif le plus fréquent des métastases hépatiques. Toutes origines confondues, le pronostic des métastases hépatiques déclarées est en général sombre, même en cas de traitement agressif. La médiane de survie des métastases hépatiques des cancers colorectaux est de 12 à 24 mois malgré l'amélioration des nouvelles chimiothérapies et des thérapeutiques ciblées

I-2 OPTIONS THERAPEUTIQUES

Qu'elle soit primitive ou secondaire, la prise en charge d'une tumeur maligne du foie dépend essentiellement:
- de l'extension de la maladie à d'autres sites que le foie
- de la possibilité d'une résection chirurgicale complète (résécabilité de la tumeur et opérabilité du patient).

La chirurgie offre le meilleur taux de survie à long terme, mais reste restreinte à des patients sélectionnés.

Les tumeurs non résécables sans localisation extra-hépatique peuvent être accessibles aux thérapies locales (alcoolisation percutanée, destruction par radiofréquence, cryothérapie).

Pour les tumeurs localement avancées, la chimiothérapie intra-artérielle hépatique et la chimio-embolisation sont des tentatives d'optimisation de la chimiothérapie systémique.

Les maladies généralisées sont traitées par cette dernière, dont l'effet pourrait être potentialisé par l'immunothérapie [62].

Le traitement des récidives répond aux mêmes problèmes : la résécabilité et l'opérabilité. Les résections itératives permettant d'obtenir des résultats comparables aux premières pour les métastases colorectales, une nouvelle hépatectomie est justifiée selon les mêmes critères que la première résection [17].

I-2-a CHIRURGIE

La chirurgie est le seul traitement curatif offrant aux patients porteurs d'une tumeur maligne hépatique la possibilité d'une survie prolongée.

La **transplantation hépatique**, indiquée uniquement pour les CHC de petite taille et paucinodulaires, est le traitement avec le moins de récidive. Elle permet le traitement de la tumeur et de la maladie sous-jacente, mais souffre du manque de greffons. Les traitements locaux peuvent permettre l'attente d'un donneur. La greffe n'est pas indiquée pour les métastases et les cholangiocarcinomes en dehors d'un protocole de recherche.

La **résection chirurgicale** s'adresse à des sujets sélectionnés, en bon état général avec une maladie limitée au foie et résécable. Seul un quart est donc candidat à une résection hépatique. Si la fonction hépatique est normale, 75 % du foie peut être enlevé. Que la résection soit anatomique ou non, le but est l'ablation complète des lésions avec une marge de sécurité. Les différents critères de difficultés de résécabilité sont repris dans le tableau 1.

Une ou plusieurs résections segmentaires peuvent permettre d'épargner du parenchyme sain et de traiter des lésions des 2 lobes [81, 82]. Une échographie per-opératoire est réalisée afin de préciser les relations anatomiques de la tumeur et de rechercher des lésions non palpables. Pour certains, la cœlioscopie peut permettre la phase d'exploration de la cavité abdominale et l'échographie laparoscopique, afin d'éviter une laparotomie en cas d'extension extra-hépatique méconnue [35]. Malgré cet avantage, elle n'a pas de place dans la plupart des centres, l'utilisation sélective étant la règle.

Les techniques de **clampage vasculaire** hilaire ou sélectif, ont permis de diminuer la perte sanguine et la morbidité des résections hépatiques. Le clampage sélectif est utilisé dans les segmentectomies sur foie pathologique. L'exclusion vasculaire complète est utilisée pour la résection de lésions difficiles (envahissement cave ou des veines hépatiques). Les techniques de reconstruction vasculaire autologue ou prothétique permettent le traitement de lésions jugées auparavant non résécables. Les techniques dérivées de la transplantation hépatique, dont le bypass porto-cave ou cavo-cave, la perfusion hypothermique in situ ou la résection ex situ et autotransplantation, permettent la résection de lésions complexes [13].

Il n'y a pas de limite théorique au nombre de lésions à réséquer, à leur taille ou à leur distribution, pourvu que la résection soit complète et le foie restant suffisant [9].

L'embolisation portale préopératoire d'un hémi-foie permet l'hypertrophie du foie restant et diminue ainsi le risque d'insuffisance hépatique postopératoire [7, 8]. Elle est réalisée 4 à 6 semaines avant l'intervention soit par ponction écho-guidée d'une veine portale, soit par abord chirurgicale d'une veine iléo-colique. L'embolisation portale droite permet l'hypertrophie du foie gauche avant une hépatectomie droite élargie. En cas de métastases dans le foie gauche et compte tenu du risque de croissance tumorale dans le foie non embolisé, une exérèse chirurgicale (chirurgie en 2 temps) ou un traitement par radiofréquence des lésions du futur foie restant semble justifiée avant embolisation. L'embolisation portale gauche, plus rare, induit une hypertrophie du foie droit avant une hépatectomie gauche étendue.

Elle est responsable de peu d'effets secondaires [33], avec une efficacité supérieure à la ligature chirurgicale d'une branche portale.

Malgré l'amélioration des techniques opératoires et des soins intensifs, la mortalité des résections majeures reste significative, allant jusqu'à 7 %. Les causes de décès sont l'hémorragie, le sepsis et l'insuffisance hépatique. La morbidité est de 22 à 39 % par hémorragie, fistule biliaire, insuffisance hépatique, abcès sous-phrénique ou pariétal et pneumopathie.

Après résection chirurgicale de métastase colorectale, la médiane de survie est de 28 à 46 mois et la survie à 5 ans est de 24 % à 38 % [18, 67]. En cas de lésions potentiellement résécables mais non traitées, la médiane de survie est de 21 mois et la survie à 5 ans est nulle [114].

Pour les CHC, la médiane de survie après résection est de 20 à 35 mois et la survie à 5 ans de 27 % [107].

I-2-b THERAPIES SYSTEMIQUES

CHIMIOTHERAPIE

Le sorafenib, un antiyrosine-kinase oral multicible ayant une action anti-angiogénique, a vu son intérêt démontré récemment pour le CHC [38]. Seul traitement systémique disponible, son but est uniquement palliatif.

Les protocoles utilisés pour les métastases hépatiques de cancers colorectaux sont à base de 5-Fluorouracyl (5FU) et d'acide folinique, auxquels s'ajoutent l'Oxaliplatine, l'Irinotécan et les thérapies ciblées (Bevacizumab, Cétuximab). La chimiothérapie per os par capécitabine [46] diminue l'astreinte des hospitalisations ou des perfusions. Le raltitrexed est utilisé en cas de contre-indication aux fluoropyrimidines (5FU, capécitabine) [28].

La **chimiothérapie néo-adjuvante** est discutée pour les tumeurs non résecables d'emblée, avec critères carcinologiques péjoratifs ou métastases synchrones [84]. Elle permet d'observer la cinétique et la biologie tumorale et trouve une place de choix pour le traitement pré-opératoire des cancers du rectum. L'inconvénient est la toxicité hépatique induite par la plupart des produits, majorant le risque d'insuffisance hépatique post-opératoire. L'efficacité doit être évaluée après 2 à 3 mois de traitement. En cas de réponse, la chirurgie peut être rediscutée. Si les métastases restent non résécables, une prise en charge palliative est poursuivie.

Après résection d'une métastase d'un cancer colo-rectale, le taux de récidive est de 60 à 70 %, rendant nécessaire un traitement post-opératoire. La **chimiothérapie adjuvante** s'impose donc, surtout s'il n'y avait pas eu de traitement néo-adjuvant.

La **chimiothérapie palliative** a pour but d'augmenter la durée et la qualité de survie. Elle est recommandée pour des métastases non résécables, à des doses adaptées à la tolérance, avec une preuve anatomopathologique formelle de cancer (au moins sur la tumeur primitive). Le patient doit être alité moins de 50 % de la période diurne (état général OMS 0, 1 ou 2), sans défaillance viscérale grave, informé des bénéfices, contraintes et effets secondaires potentiels. Pour les plus de 75 ans, la chimiothérapie est mise en œuvre après évaluation gériatrique.

I-2-c THERAPIES LOCALES

ALCOOLISATION PERCUTANEE

Inutile pour le traitement des métastases, elle est surtout utilisée pour les CHC inopérables [92]. Guidé par échographie, 2 à 8 ml d'éthanol à 95 % sont injectés en percutané. Ceci provoque une déshydratation cellulaire responsable de nécrose puis de fibrose. Pour les CHC du dôme hépatique, peu visibles en échographie, un hydrothorax artificiel peut permettre une voie transthoracique [56].

La nécrose complète, corrélée à la survie, dépend de la taille tumorale. Pour les CHC de moins de 3 cm, la réponse est complète dans plus de 90 % des cas; de 3 à 5 cm, elle est de 70 % et au-delà de 5cm, de 50 % [43]. La survie à 1 an est, selon les études, de 81 à 97 %, à 3 ans de 42 à 81 % et à 5 ans de 14 à 63 % [29]. Le taux de récidive à 1 an est de 26 à 32 %, à 3 ans de 51 à 82 % et à 5 ans de 60 à 83 % [54].

Certaines études prospectives ont montré que l'alcoolisation pour les CHC de moins de 3 cm [47] est aussi sûre et aussi efficace que la chirurgie et offre une survie à long terme.

L'intérêt de l'alcoolisation percutanée est son faible taux de complications et son faible coût. Les complications potentielles sont l'abcès, l'insuffisance hépatique, l'hémopéritoine, l'angiocholite et le biliome. La greffe sur trajet d'aiguille est de moins de 1 % [64].

L'injection percutanée d'acide acétique est une alternative à l'éthanol pour diminuer le nombre de séances [77].

RADIOFREQUENCE (RF)

La RF est une procédure radiologique délivrant une onde de haute fréquence (460 Hz) par une électrode guidée responsable de vibration ionique. Ceci augmente localement la température et provoque une destruction tissulaire par mouvement de l'eau intracellulaire vers le secteur extracellulaire [61]. Pour les lésions situées près de gros vaisseaux, le flux sanguin disperse l'onde, rendant la procédure moins efficace. Le clampage vasculaire permet de diminuer ce phénomène.

Elle offre un traitement de première ligne efficace aux patients ne pouvant être opérés. Pour les **CHC** de petite taille, ses résultats sont comparables à ceux obtenus avec la résection chirurgicale. Elle permet un contrôle local pour les tumeurs non résécables.

Elle est aussi utile en attente de transplantation [68]. Le traitement par RF de CHC en attente de greffe a montré une destruction complète dans 74 % des cas à l'examen anatomopathologique après transplantation. L'efficacité monte à 83 % pour les tumeurs ≤ 3 cm.

La destruction par RF est la plus sûre et la mieux tolérée des thérapies locales, avec un coût et une durée d'hospitalisation faibles. Par rapport à l'alcoolisation, elle nécessite moins de procédures pour réaliser une nécrose tumorale complète et s'utilise pour les **métastases hépatiques**. Le taux de récidive locale est faible.

En association avec d'autres thérapeutiques, elle améliore la survie des patients porteurs de métastases colorectales.

Les effets secondaires sont l'épanchement pleural, la fièvre, la douleur, l'hématome sous-cutané et sous-capsulaire du foie. Les complications potentiellement fatales sont l'hémorragie, les plaies et sténoses biliaires ou de l'artère hépatique, la nécrose diaphragmatique, l'abcès et l'insuffisance hépatique [117].

Le traitement de lésions < 3 cm et à plus de 1cm des voies biliaires [24] per-opératoire ou per-cutanée complémentaire de la chirurgie, permet l'économie du parenchyme hépatique sur certaines lésions, rendant un traitement curatif possible sur les autres lésions.

Il n'existe pas de contre indication absolue mais après dérivation bilio-digestive, le risque d'abcès est important (40 à 50%) [32].

Certaines équipes ont proposé l'utilisation de micro-ondes selon le même mode, avec des résultats comparables [98].

CRYOTHERAPIE

Beaucoup utilisée dans le passé, elle est de plus en plus abandonnée. Elle a pour principe l'alternance de cycles de congélation et de décongélation au contact d'une sonde, aboutissant à la destruction cellulaire.

Elle permet le traitement de lésions non résécables chirurgicalement en épargnant plus de tissus sain. La proximité de vaisseaux diminue son efficacité par diffusion de chaleur. Un clampage hépatique peut alors être utile [74]. Certains auteurs ont proposé son utilisation pour le traitement de marge de résection positive [97, 115].

La cryothérapie est généralement réalisée au cours d'une laparotomie. La sonde est placée sous contrôle de la vue pour les lésions superficielles et guidée par échographie pour les lésions profondes. Plusieurs sondes peuvent être nécessaires pour couvrir tout le volume tumoral. Cette procédure peut aussi être effectuée de façon percutanée, guidée radiologiquement.

Les complications sont l'hémorragie, la fistule biliaire, l'épanchement pleural, l'abcès hépatique, la thrombocytopénie, la myoglobinurie, l'insuffisance rénale aigüe et la défaillance multi-organe par choc thermique.

La morbidité est de 6 % à 29 % selon les séries, et la mortalité est de 0 à 8 %, avec une moyenne de 1,6 %. La médiane de survie est de 8 à 43 mois.

La cryothérapie est donc une option dans le traitement des patients pour qui la chirurgie n'est pas envisageable et peut être utilisée en complément de la résection chirurgicale [39].

CHIMIOTHERAPIE INTRA-ARTERIELLE HEPATIQUE (CIAH)

La plupart des produits ayant un effet dose-dépendant, l'augmentation de la délivrance à la tumeur peut améliorer le taux de réponse. Les **métastases** de plus de 1 cm recevant la majorité de leur vascularisation par l'artère hépatique, la perfusion de la chimiothérapie par celle-ci a donc été proposée [113], via un cathéter placé chirurgicalement ou radiologiquement [3].

De plus, le taux de captation hépatique lors du premier passage est très élevé. La chimiothérapie intra-artérielle hépatique permet d'augmenter la concentration des drogues en réduisant les effets secondaires généraux [53]. Des études ont montré un taux de réponse de 43 %, contre 9 % à la chimiothérapie intraveineuse [69], une survie plus longue et une meilleure qualité de vie. La survie à 1 an (64 % vs 44 %) et à 2 ans (23 % vs 13 %) sont aussi en faveur de la voie intra-artérielle.

Les produits utilisés pour cette procédure sont le 5-FU et le fluorodeoxyuridine (FUDR).

Cette technique est couteuse, difficile à mettre en place, responsable de cholangite [52].Malgré ses avantages théoriques, l'efficacité clinique de la CIAH en termes d'augmentation de la survie globale reste limitée. En effet, les doses de médicaments sont limitées par la quantité qui passe au travers du foie et génère une toxicité systémique. De plus, elle est souvent utilisée après une chimiothérapie générale sélectionnant les cellules cancéreuses les plus résistantes. Sa place dans l'arsenal thérapeutique reste donc à préciser.

CHIMIO-EMBOLISATION ARTERIELLE HEPATIQUE

Le principe est d'obtenir une nécrose ischémique de la tumeur par l'injection d'une substance obstruant les artères nourricières au cours d'une artériographie sélective. L'idée de base est que le **CHC** a une vascularisation préférentiellement artérielle, alors que le foie non tumoral a une vascularisation à la fois artérielle et portale; en réalité, la part de vascularisation portale du CHC pourrait augmenter avec le temps et être la source d'un échappement au traitement.

Dans le même temps, on injecte un antimitotique, adriamycine ou cisplatine [63], dilué dans du lipiodol. Celui-ci reste jusqu'à 1 an dans le foie, exclusivement dans les nodules de CHC, augmentant le temps de contact entre les antimitotiques et les cellules tumorales par destruction capillaire. Il permet de plus la mise en évidence de CHC de petite taille méconnus [119].

Les tumeurs très vascularisées sont donc les plus sensibles à cette procédure, renouvelable tous les mois pour une nécrose tumorale complète [105]. Elle est utilisée pour le CHC non résecable limité au foie [16], avec quelques essais pour les métastases colorectales.

L'intérêt de l'adjonction de la chimiothérapie reste à prouver quant à la réponse tumorale et à la survie [15].

La sélection des patients est essentielle, car cette procédure « consomme » du parenchyme hépatique, majorant le risque d'insuffisance hépatique. Les patients ayant une fonction hépatique normale et des lésions multi-nodulaires asymptomatiques sans envahissement vasculaire ou extra-hépatique sont les candidats idéaux à ce traitement [65]. L'extension aux deux lobes et la cirrhose Child-Pugh C sont des contre-indications reconnues.

Une réponse partielle est obtenue dans 15 à 55 % des cas et le délai de progression et d'invasion vasculaire significativement rallongé [66]. Malgré cela, le bénéfice sur la survie globale est faible.

Certaines équipes l'ont proposée en préopératoire pour les tumeurs dont la résécabilité est limite ou en attente de transplantation hépatique. Elle ne procure aucun bénéfice de survie pour les tumeurs résécables et n'est donc utilisée qu'en traitement palliatif des tumeurs non résécables.

L'indication de l'embolisation seule est en général admise en cas de CHC rompu, contrôlant l'hémopéritoine [120].

Le syndrome post-embolisation (douleur abdominale et fièvre), fréquent, répond très bien au traitement symptomatique. Les autres complications (cholécystite aigüe, sténose biliaire, pancréatite aigüe, ulcère gastroduodénal) restent rares [48].

RADIOTHERAPIE

La radiothérapie externe traditionnelle a un usage limité du fait de la radiosensibilité du parenchyme hépatique, qui limite la dose total à 30-35 Gy [71]. Certaines équipes utilisent les techniques de stéréotaxie afin de produire des doses fractionnées de rayons à la tumeur en diminuant l'exposition du tissu sain (radiothérapie conformationnelle ou tridimensionnelle [58].

La radiothérapie sélective interne est une option pour les tumeurs non résecables et non accessibles à la radiofréquence ou la cryothérapie. Elle délivre une irradiation de 200 à 300 Gy par des microsphères d'Yttrium 90 injectées dans l'artère hépatique, avec peu d'effets sur le parenchyme sain. Du fait de la prédominance de la vascularisation tumorale par l'artère hépatique et de la prédominance portale pour le tissu hépatique sain, la captation et l'irradiation tumorales sont plus importantes.

L'Yttrium 90 est un isotope radioactif facile à suivre, du fait de son émission beta pure [103]. Sa demi-vie est de 2,7 jours et sa pénétrance dans les tissus mous est de 11 mm. La taille des microsphères est de 29-35 nm, expliquant sa captation par les capillaires artériolaires.

Les risques, principalement dus à une mauvaise perfusion artérielle, sont la pneumopathie, la pancréatite radique et l'ulcère gastroduodénal.

L'utilisation de la radiothérapie sélective interne pour les carcinomes hépato-cellulaires et les métastases colorectales a permis des taux de réponse encourageants [23].

II-HYPOTHESE ET OBJECTIFS

II-1 HYPOTHESE

A l'heure actuelle, la chirurgie est le seul traitement à visée curative des tumeurs hépatiques et seuls les patients candidats à une exérèse chirurgicale complète de leur maladie ont un espoir de survie prolongée.

La chimiothérapie, par voie systémique ou intra-artérielle, n'est qu'un traitement palliatif des tumeurs malignes hépatiques. En effet, l'éradication complète de cellules tumorales hépatiques ne pourrait actuellement se faire qu'au prix d'une augmentation des doses de drogue, limitées par la toxicité générale. Les cellules hépatiques saines peuvent supporter des doses très importantes de chimiothérapie (à l'inverse des cellules rénales, nerveuses ou cardiaques).

La chimiothérapie en **perfusion sur foie isolé (PFI)** est une procédure au stade expérimental [2, 42]. Son principe consiste à perfuser un produit cytotoxique à une très forte concentration dans l'artère hépatique et/ou la veine porte au cours d'une Exclusion Vasculaire du Foie (EVF) pour éviter la toxicité générale [89].

Elle permettrait la délivrance sélective de chimiothérapie au foie, évitant la toxicité systémique. Les concentrations pourraient donc être augmentées, avec pour seule limite théorique la tolérance hépatique, supérieure à la dose nécessaire pour la stérilisation tumorale in vitro. Ainsi, la dose de Melphalan perfusée dans un foie en exclusion vasculaire peut être quadruplée par rapport à la dose perfusée par voie veineuse [108] et il est possible d'administrer des produits contre-indiqués par voie systémique, comme le TNFα [4, 5].

15

Les résultats préliminaires des différents essais sont encourageants, mais il existe une hétérogénéité de méthodes importante (choix de la drogue, modalités de perfusion…).

La diminution de l'osmolarité du milieu permet d'augmenter l'accumulation intracellulaire et la cytotoxicité du cisplatine dans les cellules tumorales in vitro [101], ainsi que son efficacité dans le traitement des tumeurs étendues au péritoine [55]. L'hypotonie agirait en favorisant la pénétration transmembranaire des molécules de cisplatine qui suivent les mouvements de l'eau (effet drag-in). Le cisplatine en milieu hypotonique ne peut pas être employé par voie systémique, du fait du risque d'hyponatrémie sévère. Il semble pouvoir l'être en PFI, mais cela n'avait pas encore été essayé.

Notre étude a consisté en une **PFI de cisplatine en milieu hypotonique** à des doses croissantes chez le porc.

II-2 OBJECTIFS

Il s'agit d'une étude de faisabilité et de tolérance dont les objectifs ont été :
  -la mise au point de la technique chirurgicale et anesthésique d'une PFI par un circuit ouvert pendant 30 minutes chez le porc.
  -d'établir le débit et la pression de perfusion nécessaire à une diffusion homogène de cisplatine.
  -de vérifier l'absence de diffusion systémique de la drogue (efficacité de l'EVF).

-de déterminer la concentration maximale de cisplatine en hypotonie tolérable par un foie sain en exclusion vasculaire.

-de tester l'efficacité du perfusât sur des cellules cancéreuses digestives chimiorésistantes in vitro.

Ces renseignements pourront être utilisés pour la mise en place d'une étude clinique de phase I utilisant la même méthodologie chez des patients porteurs de tumeurs hépatiques primitives ou secondaires, non résécables et sans réponse satisfaisante à la chimiothérapie conventionnelle par voie systémique.

III-MATERIELS ET METHODES

III-1 CONDITIONNEMENT ET ANESTHESIE

Onze porcs femelles de race Large White, âgés de 3 mois et pesant de 49 à 63 kg, vaccinés contre la rage ont été conditionnés pendant au moins 8 jours à la clinique vétérinaire de Nuits Saint-Georges. Les animaux 10 et 11 ont également été vaccinés contre le rouget.

La **prémédication** a comporté l'injection intra-musculaire de 1 g de kétamine, avec 1 ml d'acépromazine (Calmivet®) et 1 mg d'atropine.

L'**induction** a été réalisée par une injection intra-veineuse de 1 g de kétamine avant l'intubation trachéale, réalisée en décubitus ventral, puis la ventilation mécanique.

L'**entretien** de l'anesthésie a été poursuivi par isoflurane à 1.5%, sufentanil (Sufenta®) à 20 µg/h et bésilate de cisatracurium (Nimbex®) débuté par un bolus de 12 mg puis 12 mg/h en intra-veineux.

Une antibioprophylaxie a été débutée par 2 g d'amoxicilline et acide clavulanique (Augmentin®) à l'induction puis poursuivie à raison de 1g toutes les 3 heures.

Le **monitorage** a été assuré par un cardioscope, un saturomètre, avec mesure du débit (L/min) et de l'index cardiaque (L/min/m2) par un système NICO (Novametrix Medical Systems Inc., Wallingford, CT). La pression artérielle systémique a été surveillée par un cathéter artériel huméral (Sedicath, Plastimed, Saint Leu La Forêt, France) sur un moniteur Hewlett Packard. La pression veineuse centrale a été mesurée en jugulaire interne.

Une sonde naso-gastrique ainsi qu'une sonde urinaire ont été mises en place, permettant la décompression gastrique et la surveillance de la diurèse. La température nasale a aussi été monitorée.

Le **remplissage** moyen peropératoire a été de 5000 à 6000 mL par l'association de Ringer Lactate, sérum glucosé à 5%, sérum physiologique, gélatine fluide modifiée (Plasmion®, Fresenius Kabi France, Sèvres, France) et hydroxyethylamidon (Voluven®).

Une injection intraveineuse de 1 mg/kg de méthylprednisolone (Solumédrol®) a été réalisée avant clampage, afin d'améliorer la tolérance hépatique.

Le recours aux amines vaso-pressives (adrénaline et norépinéphrine) a été adapté à l'hémodynamique, afin d'assurer une tension artérielle systolique (TAS) $\geq$ 80 mmHg.

Lors du clampage, on a injecté 50 UI/kg d'héparine, 1 ampoule de magnésium 1 g et de calcium et 250 mL de bicarbonates (HCO3 à 4.2%).

L'**analgésie** post-opératoire a été assurée par 1g de paracétamol (Perfalgan®), 100mg de tramadol (Contramal®) et une infiltration pariétale de 20 mL de ropivacaïne 0,75% (Naropeine®).

Une **anticoagulation** prophylactique post-opératoire a été effectuée par 4000 UI par jour d'énoxaparine sodique (Lovenox®) pendant une semaine.

III-2 CHIRURGIE

La voie d'abord a été une laparotomie médiane. La **veine porte** a été disséquée et mise sur lac, ainsi que la dernière branche gastrique, sacrifiée afin de réaliser l'entrée du système de perfusion. Celle-ci a consistée en un Desilet de 12 Fr. fixé par une bourse de Prolène 4-0. Le **hile hépatique**, isolé de la veine porte, a été mis sur lac en masse. La **veine cave inférieure** sous-hépatique a été disséquée dès sa sortie du foie (le trajet rétro-hépatique de la veine cave est intra-parenchymateux et très long chez le porc) et mise sur lac. La sortie du système a consisté en un Desilet de 9 Fr. fixé à la veine cave par une bourse de Prolène 4-0. Un circuit ouvert de perfusion de foie exclu de la circulation a ainsi été formé.

L'**aorte** a été disséquée soit au hiatus oesophagien, soit en sus-rénal, soit en sous-rénal et mise sur lac. Le foie a été **conditionné** par un clampage du hile hépatique et de la veine porte durant 5 minutes, puis relâché 5 minutes.

L'**Exclusion Vasculaire du Foie (EVF)** est ensuite débutée en clampant dans l'ordre le hile hépatique, la veine porte (en amont de l'entré du circuit), la veine cave inférieure sous-hépatique (en amont de la sortie du circuit) puis la veine cave inférieure sus-hépatique par un clamp aortique.

Le clampage aortique a permis d'assurer une hémodynamique satisfaisante (TAS >80 mmHg et pouls <180/min.) mais a été relaché de façon intermittente (une minute toutes les 5 minutes) pour diminuer le risque de paraplégie post-opératoire.

Le foie a tout d'abord été rincé par 1 L de sérum physiologique en 5 minutes. La qualité de l'exclusion a été appréciée par la décoloration du parenchyme hépatique et du liquide de sortie. Elle a été considérée comme bonne en cas de décoloration rapide du foie, d'effluent clair en quelques minutes et d'absence de cisplatine dans la circulation systémique. La tolérance hémodynamique a été considérée comme bonne si la TAS est maintenue au-dessus de 80 mmHg et le pouls < 180/min.

Le **cisplatine** a été fourni par Sigma-Aldrich (L'Isle d'Abeau, France) et dilué dans 3 L de sérum salé hypotonique à 4,5 g/L (154 mOsm) stérile. Réchauffé à 37°C, il a été perfusé en 30 minutes par simple gravité (poche située à 1 m au-dessus de l'animal). Les concentrations de cisplatine ont été de 50, 75 et 100 mg/L.

L'effluent a été collecté dans un bidon étanche et éliminé par la pharmacie selon les procédures réglementaires pour les déchets contaminés par des substances possiblement mutagènes.

Des **prélèvements** sanguins systémiques et de l'effluent ont été effectués à 0, 10, 20 et 30 minutes de perfusion puis centrifugés et congelés jusqu'au dosage de platine par un spectroscope d'absorption atomique Zeeman (Spectra-A; Varian, Les Ulis, France)

Le foie a été lavé en fin de procédure par 1 L de sérum physiologique en 5 minutes pour éviter le relargage de cisplatine dans la circulation systémique.

Les systèmes de perfusion ont été enlevés et les bourses serrées autour des orifices d'entrée. Le déclampage s'est fait dans l'ordre inverse du clampage; veine cave inférieure sus-hépatique, veine cave inférieure sous-hépatique, veine porte, hile hépatique et aorte sus-rénale. Une cholécystectomie a été réalisée chez les sept premiers porcs. La paroi abdominale a été fermée par surjets de fils résorbables. Le porc a été réveillé si l'état clinique le permettait et mis en box dans la paille et sous un système de chauffage infra-rouge.

III- 3 PALIERS DE PERFUSION

Le premier porc (**1**) a été perfusé pendant 30 minutes par 3 L de sérum salé isotonique à 9 g/L (308 mOsm) sans médicament cytotoxique pour la mise au point de la méthode et apprécier la toxicité propre de l'EVF sur le foie. L'étanchéité du circuit a été testée par perfusion de sérum glucosé et de Bleu Patenté.

Les deux animaux suivants (**2** et **3**) ont été traités pendant 30 minutes par du sérum salé hypotonique à 4,5 g/L (154 mOsm) sans médicament.

Les animaux suivants (**4** à **11**) ont été traités par du cisplatine aux concentrations de 50, 75 ou 100 mg/L jusqu'à obtention d'une toxicité limitante (tableau 2).

On a considéré comme **toxicité limitante** :

1. Une insuffisance hépatique avec chute du taux de prothrombine à moins de 50%.
2. Une insuffisance médullaire de grade IV (échelle NCI) ou rénale (avec triplement de la valeur initiale de la créatinine sanguine).
3. Une toxicité histologique hépatique à l'autopsie.

III-4 POST-OPERATOIRE

L'**alimentation** orale liquide a été débutée dès le soir de l'intervention et étendue aux solides le lendemain.

La **surveillance clinique** a comporté l'état de vigilance, le transit, la mobilité, notamment du train postérieur et la recherche d'hémorragies, signe d'insuffisance hépatique.

Un **bilan biologique sanguin** (numération formule sanguine, taux de prothrombine, albumine, transaminases, phosphatases alcalines, bilirubine, créatinine ionogramme et calcémie) a été réalisé en début et en fin d'intervention, ainsi qu'aux 2ème, 4ème, 7ème, 14ème et 28ème jours post-opératoires.

Quatre semaines après l'intervention, les animaux survivants ont été euthanasiés par injection intra-veineuse de 20 mL de thiobarbital après prémédication par 1 mL de kétamine intra-musculaire.

L'**autopsie** a permis d'apprécier l'aspect macroscopique de foie, des sutures vasculaires et de réaliser des biopsies. Celles-ci sont fixées pendant 24 heures dans le formol à 5 % et étudiées en anatomopathologie avec coloration à l'hématoxyline-éosine.

III-5 EFFICACITE IN VITRO

La cytotoxicité a été évaluée par un **test de clonogénicité quantitatif**.

Les cellules cancéreuses coliques humaines HCT8 et HT 29, et les cellules HEP-G2 de CHC humain ont été achetées à l'American Tissue and Cell Collection (ATCC; Rockville, MD). Elles ont été cultivées en milieu de culture Dulbecco avec 10 % de sérum fœtal bovin (milieu nutritif complet : MNC).

Les cellules cancéreuses sont détachées des flacons de culture par un mélange de trypsine et d'EDTA dans du milieu de Hank (HBSS), sans calcium ni magnésium, implantées dans des plaques 96 puits (2×10^5 cellules par puits dans 150 µl de MNC) et cultivées à 37°C pendant 3 jours en atmosphère controllée (5% CO_2 et 95 % d'air)

Les cellules ont été exposées pendant 30 minutes à 37°C au perfusât ou à l'effluent hépatique des porcs traités par l'IHP de cisplatine en milieu hypotonique aux différentes concentrations (100, 75 et 50 mg/L). Les puits ont été rincés deux fois par du HBSS et les cellules ont été détachées par la trypsine et l'EDTA, neutralisés ensuite par du MNC contenant du sérum fœtal de veau. Les cellules de chaque puits de plaque 96 puits ont été réimplantées dans des boites de culture 24 puits avec 2 ml de MNC par puits. Après 8 jours de cultures, les cellules survivantes adhérentes au fond des puits ont été lavées par du phosphate buffered saline (PBS), fixées pendant 10 minutes dans l'éthanol pur et colorées pendant 5 minutes au par le Cristal Violet dilué à 1 % dans l'eau distillée et l'éthanol (90/10; V/V). Le colorant en excès a été lavé par l'eau distillée puis élué par l'acide acétique à 30 %.

La densité optique (DO) a été mesurée dans chaque puits par un photomètre automatique équipé d'un filtre de 570 nm. Pour chaque concentration, l'absorbance a été calculée sur la moyenne d'au moins 3 tubes. La survie cellulaire est exprimée en pourcentage par rapport à des puits témoins non traités selon la formule :

Survie Cellulaire = DO des puits traités/DO des puits témoins X 100

III-6 PRESENTATION DES DONNEES ET CADRE LEGAL

Les **données chiffrées** sont exprimées en moyenne et écarts-types.

La **recherche bibliographique** a été effectuée à partir de Pubmed en novembre 2005, actualisée jusqu'en février 2008, en utilisant les mots clés « isolated hepatic perfusion », « hepatic vascular exclusion » et « treatment hepatic tumor », en français et en anglais.

L'ensemble de la procédure s'est déroulé dans le bloc opératoire de la clinique vétérinaire de Nuits-Saint-Georges, agréé par la Direction Régionale des Services Vétérinaires (n° A 21 464 013 EA).

Ce protocole est en accord avec "les recommandations pour la protection des animaux en recherche expérimentale" de la directive 86/609 publiée par le conseil de la communauté européenne en 1986, avec le décret 87-848 du code rural publié en 1987 et avec le décret n°2001-131 de 2001.

.Ces procédures ont été approuvées par le **comité d'éthique** pour l'expérimentation animale de l'université de Bourgogne.

Le Docteur Ortega Deballon est titulaire d'une autorisation pour réaliser des interventions chirurgicales chez l'animal (n°21-CAE-092). Le Professeur Chauffert est titulaire d'une autorisation pour l'expérimentation animale.

IV-RESULTATS

IV-1 TOLERANCE

IV-1-a PER-OPERATOIRE

La **durée** de l'EVF pour une perfusion de 30 min a progressivement diminué au fur et à mesure de notre expérience, de 90 minutes pour l'animal **1**, à 60 minutes pour les animaux **2** à **6** et à 40 minutes à partir du n°7 (tableau 2).

La **température** des animaux a chuté jusqu'à 35°C pour l'animal **2**, puis a été amélioré par réchauffement des solutés de perfusions, le raccourcissement progressif des temps d'installation et de procédure.

HEMODYNAMIQUE

L'Exclusion Vasculaire du Foie (EVF) a provoqué chez les porcs une chute des pressions artérielles systolique (PAS) et diastolique (PAD) de 40 %, passant de 80 mm Hg de PAS et 60 mm Hg de PAD avant clampage, à 50 mm Hg de PAS et 40 mm Hg de PAD après clampage , en l'absence de by-pass ou de clampage aortique (animaux **1**, **3** et **4**).

Dans le même temps, le rythme cardiaque est passé de 60 pulsations/min à 150/min après clampage (tableau 3). Ces troubles hémodynamiques sont survenus dès le début du clampage et ont été constants tout au long de celui-ci. De même, l'index et le débit cardiaque ont diminué de moitié.

La procédure de l'animal **6** a due être écourtée au bout de 20 min de perfusion en raison d'une mauvaise tolérance hémodynamique, permettant sa survie post-opératoire.

Lors de la procédure de l'animal **2**, les mêmes perturbations hémodynamiques ont été observées malgré la réalisation d'un **shunt porto-jugulaire**.

La réalisation d'un **clampage aortique sous-rénal** chez l'animal **6** n'a pas permis d'amélioration (PAS à 50 mmHg, PAD à 40 mmHg et pouls à 150 pulsations/min).

Le recours à l'adrénaline et à la norépinéphrine a augmenté les constantes hémodynamiques de 10 % mais n'a pu éviter que 2 décès per-opératoire par désamorçage cardiaque (animaux **3** et **6**).

En revanche, le **clampage aortique sus-rénal** (animaux **5, 9, 10 et 11**) ou au **hiatus œsophagien** (animaux **7** et **8**) a stabilisé l'hémodynamique, avec une élévation des pressions à 110 mm Hg de PAS, 70 mmHg de PAD et du pouls à 110 pulsations/min, sans utilisation d'amine vasopressive (tableau 4).

Après levée progressive des clampages, les pressions et le rythme cardiaque ont retrouvé leur valeur initiale en vingt de minutes.

DIGESTIVE

L'ensemble du **tube digestif** a été le siège d'une congestion (distension et œdème) par stase veineuse chez les animaux **1, 3, 4, 5, 6, 9, 10 et 11**.

Le clampage aortique au hiatus diaphragmatique (animaux **7** et **8)** a provoqué une ischémie des territoires cœliaque, mésentérique supérieur et inférieur, avec un intestin pâle et atone (photo 1). En revanche, l'EVF avec by-pass porto-jugulaire (porc **2**) n'a pas provoqué de retentissement sur le tube digestif.

Ces constatations macroscopiques, tant hépatiques et que digestives, ont totalement régressé à la levée des clampages (photo 2), même lors des exclusions longues des animaux **1**, **4** ou **5**.

IV-1-b SUITES

Quatre animaux sont morts en fin d'intervention par désamorçage cardiaque en rapport avec les troubles hémodynamiques du clampage (**1**, **2** et **4**) et par choc hémorragique (**5**). Néanmoins, la procédure a été entièrement réalisée chez ces 4 animaux.

Les porcs **3**, **6**, **9** et **10** ont survécu 1 mois à toute la procédure, jusqu'à l'autopsie prévue. En post-opératoire immédiat, ils ont présenté des diarrhées aqueuses régressant toujours dans les 3 premiers jours. L'alimentation orale liquide puis solide a été démarrée le lendemain de l'intervention. Une éventration de la paroi abdominale a été observée chez deux porcs (**3** et **9**).

Les animaux **7** et **8** ont survécu à la procédure chirurgicale, mais ont présenté une paraplégie complète non régressive en post-opératoire immédiat. Ils sont tous les deux morts au deuxième jour, par péritonite biliaire avec éviscération couverte pour l'animal **7** et par noyade dans la mangeoire pour l'animal **8**.

Les animaux **9, 10** et 11, dont le clampage aortique fut intermittent, n'ont pas rencontré ce problème. L'animal **9** a présenté en post-opératoire immédiat une parésie du train arrière totalement régressive à J1. Une éruption de rouget est survenue à J7 et a été efficacement traitée par amoxilline pendant 7 jours. Le porc 11 est mort d'un choc septique au deuxième jour par péritonite stercorale.

Aucun animal n'a présenté de signe clinique d'insuffisance hépatique aigüe (ictère, hémorragie digestive, gingivale ou hématurie).

IV-1-c BIOLOGIE

Le liquide était perfusé dans le foie à **température** ambiante (20°C) et le liquide effluent a été mesuré à 33°C.

Les explorations biologiques de la **fonction hépatique** ont montré une augmentation des transaminases à 5 fois la normale au 4ème jour régressant totalement au 7ème jour, avec un TP, des phosphatases alcalines et une bilirubine stables.

Les contrôles de la **numération formule sanguine** ont montré une diminution initiale de l'hémoglobine en post-opératoire se normalisant dans les jours suivants, tout comme l'albuminémie. Les plaquettes et les globules blancs sont restés stables. La **créatininémie** et l'**ionogramme** sanguin sont restés normaux, notamment sans hyponatrémie (tableau 5).

IV-1-d ANATOMOPATHOLOGIE

L'autopsie a été réalisée sur les animaux **3, 6, 7, 8, 9, 10 et 11**.

Lors du décès au deuxième jour, la paroi aponévrotique de l'animal **7** était désunie, réalisant une éviscération couverte. La cavité péritonéale contenait 500 ml de liquide biliaire en rapport avec un lâchage du moignon cystique. Le reste des voies biliaires étaient perméables, de même que les veines porte et cave et que l'artère hépatique. Il n'existait de signe d'ischémie hépatique ou mésentérique.

L'animal **8**, retrouvé mort dans sa mangeoire au deuxième jour, présentait une inondation bronchique par de l'eau avec œdème pulmonaire réactionnel. La cavité abdominale et tous les viscères étaient macroscopiquement sains.

La cavité abdominale de l'animal **11**, mort d'un choc septique, était le siège d'une péritonite stercorale, en rapport avec une déchirure mésocolique du caecum, probablement due à une traction trop importante par les écarteurs en per-opératoire. Il n'existait aucun signe d'infarcissement ou d'ischémie digestive, ni d'insuffisance hépatique.

Pour ceux ayant survécu un mois (**3**, **6**, **9** et **10**), il existait des **adhérences** entre le foie et le diaphragme, le reste de la cavité péritonéale étant sans particularité.

La **veine cave inférieure** sous et sus hépatique et la **veine porte** n'ont présenté aucune sténose ou anévrysme, que ce soit sur les zones de clampage ou de suture des bourses. L'**artère hépatique** et les **voies biliaires** étaient perméables, sans sténose. La **vésicule** biliaire, lorsqu'elle n'avait pas été enlevée (**8**, **9** et **10**), ne présentait pas de signe ischémique. Le **tube digestif** n'était le siège d'aucune lésion ischémique ou congestive. Le **volume** et le **poids** du foie étaient normaux (de 1,6 à 1,8 kg) et la surface lisse.

Le foie du porc **3** était macroscopiquement **sain**, ce qui a été confirmé par l'analyse anatomopathologique des fragments prélevés.

Le foie du porc **6** était majoritairement sain. Un tiers de son volume était plus foncé, moins souple (foie dit « intermédiaire ») (photo 3). Il comportait quatre foyers de parenchyme dur, jaune, rétracté, correspondant à 10 % du volume (foyers de nécrose). Ils ont été mesurés à 5 cm de diamètre au bord antérieur du lobe droit médial, à 3 cm au bord postérieur du lobe gauche latéral, à 1 cm au bord postérieur du lobe droit médial (face diaphragmatique) et à 1 cm au bord postérieur du lobe droit latéral (face diaphragmatique).

Des biopsies ont été réalisées et analysées en anatomopathologie (photo 4):
-en foie macroscopiquement sain
-en foie intermédiaire, montrant des foyers de nécrose centro-lobulaire avec des petits noyaux pycnotiques au milieu d'un parenchyme sain
-sur les foyers nécrotiques, montrant une nécrose complète.
Le foie du porc **9** présentait 10 % de foie intermédiaire et 2 foyers (<5% foie total) de nécrose situés au bord antérieure du lobe droit médial (2 cm) et au bord supérieur du lobe droit latéral (2 cm). Le reste du parenchyme hépatique était sain. L'analyse histologique des prélèvements a été identique à celle du porc **6**.

L'aspect macroscopique du foie de l'animal **10** était totalement sain en surface et en profondeur, sans zone intermédiaire ni foyer de nécrose à la section parenchymateuse. Ces constatations ont été confirmées à l'analyse histologique des biopsies réalisées.

IV-2 EFFICACITE

IV-2-a EXCLUSION ET PERFUSION

La perfusion par simple gravité a permis un **débit** de 0.1 L/min assurant le passage de 3 L de chimiothérapie en 30 min.

La décoloration du **parenchyme hépatique** a été homogène, progressive et complète en quelques minutes (photo1). Dans le même temps, l'effluent récupéré par la veine cave s'est éclairci, avec une perte initiale évaluée à 500 ml de sang. Lors de la perfusion de bleu de Patenté (animal **1**), la coloration du parenchyme hépatique a été homogène, sans diffusion extra-hépatique. Seules les décolorations du parenchyme hépatique et de l'effluent de l'animal **5** ont été plus longues, avec une perte sanguine plus importante (1.5 l). Elles se sont améliorées après avoir repositionné les clampages porte et artérielle plus proches du foie.

La mesure de l'**osmolarité** du perfusât hypotonique (4.5 g/l NaCl) a été de 150 +/- 5 mOsm. L'effluent hépatique avait une osmolarité de 178 +/- 29 mOsm (moyenne de 13 déterminations chez 4 animaux). Dans le même temps, l'osmolarité sanguine a été mesurée à 290 +/- 17 mOsm dans la circulation systémique.

La **concentration de cisplatine** du liquide effluent a représenté 64 à 83 % de celle du perfusât. La concentration sérique de platine a été mesurée entre 0 et 3 mg/l au cours des différents dosages (tableau 6).

IV-2-b CYTOTOXICITE IN VITRO

Les différents prélèvements de l'effluent hépatique à 10, 20 et 30 min de perfusion ont détruit 95 % des cellules cancéreuses coliques HT 29 humaines pour les animaux traités à 100 et 75 mg/l de cisplatine et 85 % à 50 mg/l.

Les cellules cancéreuses coliques HCT 8 humaines ont été tuées à 93 % lors du traitement à 100 et 75 mg/l et à 89 % à 50 mg/l.

Les cellules HEP-G2 de CHC humain ont été tuées à 96 % après traitement à 100 mg/l, 92 % à 75 mg/l et 90 % à 50 mg/l (figure 1).

V-DISCUSSION

V-1 FAISABILITE

V-1-a CHOIX DE L'ANIMAL

Le porc est un animal se rapprochant bien de l'homme pour la chirurgie viscérale, tant sur le plan anatomique que physiologique, et dont le coût est modéré. Il a donc été souvent utilisé pour la chirurgie expérimentale, en particulier la race des Large White. Les principaux inconvénients de ce choix sont la susceptibilité plus importante du porc au clampage porte sur le plan intestinal et au clampage cave sur le plan hémodynamique [50].

L'âge et la taille ont été choisi pour travailler sur des animaux pesant de 50 à 60 kg, c'est-à-dire suffisamment gros pour la dissection et la perfusion de vaisseaux de 1 cm de calibre, et suffisamment petit pour ne pas être gêné par une masse intestinale trop abondante. Afin de ne pas être gêné par le penis lors de l'incision abdominale antérieure, nous avons choisi de travailler sur des animaux femelles.

Les animaux sont pris en charge pendant une semaine avant la procédure chez le vétérinaire où a lieu l'intervention et le suivi postopératoire. Ceci permet la diminution du stress peri-opératoire et améliore ainsi la tolérance au traitement.

V-1-b TECHNIQUES D'EXCLUSION ET DE PERFUSION

L'Exclusion Vasculaire du Foie a été décrite en 1966 par Heaney. Elle comprend le clampage du pédicule hépatique (manœuvre de Pringle), supprimant l'apport portal et artériel, et le clampage de la veine cave inférieure sus et sous-hépatique, supprimant le drainage sus-hépatique. De cette façon, le foie est totalement isolé de la circulation. Ce type d'exclusion a été choisi afin de réaliser une perfusion de chimiothérapie uniquement hépatique. La faisabilité de l'EVF a déjà été demontré chez le porc [50].

Le **préconditionnement** [19] du foie, consistant en une exclusion de 5 minutes relâchée 5 minutes avant l'exclusion avec PFI, et l'administration d'une corticothérapie per-opératoire [91] ont été proposés afin d'améliorer la tolérance parenchymateuse et systémique de la procédure.

L'EVF réalisée pour une PFI doit évidemment être **continue** et le clampage de la veine cave sous-hépatique doit être **sus-rénal**, pour ne pas perfuser de chimiothérapie au rein.

La **qualité** de l'exclusion est primordiale puisqu'elle est le principe même de l'intérêt d'une PFI. L'exclusion cave doit donc s'assurer du contrôle de la veine surrénalienne droite si le clampage sous-hépatique est bas situé.

Lors d'hépatectomie majeure sur foie non cirrhotique, des EVF de plus d'une heure peuvent être réalisées, sans dépasser 90 minutes.

Sur foie cirrhotique, la **durée** d'EVF tolérée est moins importante, en raison du risque de l'ischémie prolongée sur le foie pathologique et de thrombose portale.

En l'absence de shunt, le foie porcin peut supporter une **EVF de 40 min** [50]. Ce temps a été séparé dans notre protocole en 10 minutes de mise en place des voies de perfusion et de lavage du foie avant et après la chimiothérapie et 30 min de perfusion de cisplatine. Elle correspond aussi au temps nécessaire pour détruire les cellules cancéreuses coliques humaines hyper-résistantes in vitro par du cisplatine en milieu hypotonique, comme l'ont montré nos tests de cytotoxicité.

Certaines études ont réalisé des PFI chez l'homme de 60 minutes, mais utilisant toujours un oxygénateur [60, 89], ce qui complique la procédure en temps, en moyens et en source de complication, sans bénéfice prouvé. De plus, une durée d'action de 30 minutes étant suffisante au cisplatine hypotonique, une PFI plus longue était inutile dans notre protocole.

La durée d'isolation vasculaire hépatique avant perfusion de chimiothérapie a aussi été étudiée. La plupart des auteurs s'accordent sur une durée courte d'isolation pour limiter les effets néfastes de l'ischémie hépatique et des variations hémodynamiques [90].

La **cholécystectomie** est discutée car la vésicule est théoriquement plus sensible à l'ischémie et à la chimiothérapie, surtout intra-artérielle du fait de la vascularisation uniquement artérielle et non portale de la vésicule. Nous ne l'avons pas systématiquement réalisée du fait du choix de perfusion portale. Lorsqu'elle était encore en place, elle ne présentait pas de signes de nécrose à l'autopsie. Certains profitent de la cholécystectomie pour laisser un drain transcystique en place afin de surveiller la reprise de production de bile en post-opératoire. Ceci n'a pas eu d'intérêt dans notre expérience, aucun animal n'ayant d'insuffisance hépatique clinique ou biologique.

L'injection en **bolus** ou en **perfusion continue** rapide (5min) ou lente (20min) a été évaluée dans la littérature. Pour les PFI au Melphalan, la perfusion continue sur 20 minutes a montré une meilleure efficacité que la perfusion par bolus et moins de toxicité hépatique que la perfusion continue sur 5 minutes [108].

Afin de potentialiser l'effet des drogues, celles-ci peuvent être perfusées en **hyperthermie** [22]. Dans notre expérience, la température du perfusât est passée de 20°C à 35°C. Cet échange thermique rapide et important suggère que la thermogénèse du métabolisme hépatique maintient stable la température du parenchyme rendant probablement difficile et dangereux l'élévation de la température du perfusât sur circuit ouvert.

L'entrée du circuit de perfusion peut être réalisée par l'artère hépatique et/ou par la veine porte. Les métastases hépatiques reçoivent leur vascularisation essentiellement de l'artère hépatique[99, 116]. La perfusion de chimiothérapie par l'artère hépatique lors d'une PFI atteint donc les cellules métastatiques en épargnant en partie les hépatocytes. Ceci est confirmé par une augmentation du taux de réponse antitumorale, du temps sans progression et de la durée de survie chez les patients bénéficiant d'une PFI par l'artère hépatique par rapport à une PFI par la veine porte [87]. Concernant les volumineuses tumeurs hépatiques dont la vascularisation devient mixte, l'intérêt d'une perfusion artérielle et portale est probable mais reste à prouver.

Malheureusement, il existe une difficulté technique importante à la perfusion artérielle hépatique chez le porc du fait de la taille, du diamètre et du trajet anatomique de l'artère hépatique. Nous avons donc opté pour une perfusion par la veine porte, plus large, plus longue et facilement perfusable.

La sortie du circuit de perfusion peut être placée dans la veine cave ou dans la veine porte. L'EVF permet de réguler le débit et le sens de la circulation hépatique afin d'optimiser la délivrance de la chimiothérapie. Des études ont comparé une perfusion antérograde (perfusion dans l'artère hépatique avec récupération de l'effluent par la veine cave inférieure) avec une perfusion rétrograde (perfusion dans l'artère hépatique et récupération par la veine porte).

La diffusion de chimiothérapie à la tumeur n'était pas différente mais la diffusion au parenchyme hépatique était diminuée de 80% [88]. L'inversion du sens du flux porte permettrait donc de diminuer l'hépatotoxicité en conservant l'effet antitumoral. Dans notre étude, l'entrée étant placée dans la veine porte, la sortie ne pouvait se faire que par la veine cave.

D'un point de vue théorique, il semblerait préférable de laisser la **voie biliaire libre** pour éviter toute stagnation de la chimiothérapie dans le système biliaire et diminuer ainsi le risque de cholangite. Malgré le clampage en masse de la voie biliaire et de l'artère hépatique, nous n'avons rencontré cette complication chez aucun des animaux traités. De plus, il existe un risque d'exclusion imparfaite par absence de clampage de la vascularisation propre des voies biliaires, ainsi que d'une fuite de produit par voie biliaire puis intestinale.

La perfusion peut être effectuée à **circuit ouvert ou fermé**. Des travaux sur le rat ont comparé une PFI rétrograde au Melphalan avec réinjection de l'effluent porte (circuit fermé) et sans réinjection (circuit ouvert). L'efficacité est meilleure sans majoration de l'hépatotoxicité avec un circuit ouvert [87].

La perfusion en circuit ouvert a été choisie dans notre expérience, le cisplatine nécessitant des volumes de perfusion moins importants que le Melphalan (3L dans notre expérience), et permettant de garder constantes l'osmolarité et la concentration de drogue du perfusât. D'un point de vue pratique, notre circuit ouvert ne nécessite pas de pompe de perfusion, celle-ci se faisant uniquement par gravité, rendant la manipulation plus facile, plus rapide et moins coûteuse.

Des **techniques mini invasives** ont été proposées. Afin d'améliorer la faisabilité de la procédure, certains ont réalisé des PFI percutanées[21, 57, 86], utilisant notamment des cathéters à double ballonnet dans la veine cave inférieure et le cathétérisme sélectif de l'artère hépatique. Ces techniques ont montré des taux de réponse comparables aux PFI standards et la reproductibilité des procédures.

L'occlusion percutanée de l'aorte ou du tronc cœliaque peut permettre d'améliorer la tolérance hémodynamique de l'EVF [112]. Une équipe [95] a réalisé une PFI au Melphalan première par laparotomie suivie de deux PFI percutanées. La veine porte était occluse par voie transhépatique, l'occlusion cave avec un cathéter à double ballonnets par la veine fémorale, l'occlusion de l'artère hépatique par traction sur un lac placé lors de la laparotomie première et la perfusion en circuit fermé par un cathéter mis en place dans l'artère gastroduodénale lors de la laparotomie. Le passage systémique de Melphalan a été important sans toxicité fatale, mais avec perfusion de faible dose de Melphalan en bolus.

Les difficultés de récupération de l'effluent et d'une EVF parfaite (veine cave inférieure sus-hépatique courte) expliquent un passage systémique des drogues non négligeable et sont pour l'instant les limites aux techniques mini invasives.

V-1-c CHOIX DU PRODUIT

CARACTERISTIQUES PHYSIQUES

Le choix de la chimiothérapie est essentiel pour l'efficacité de la PFI, dont le but est l'application locale d'un produit durant un temps suffisant pour obtenir son effet antitumoral. A la recherche de la molécule la plus adaptée, certaines propriétés sont théoriquement attendues :

- Les molécules de haut **poids moléculaire** permettent une rétention plus importante sur le site tumoral, mais les molécules de plus de 5000 Da ne passent pas la membrane des vaisseaux et cellules pour atteindre le micro environnement tumoral.

• De plus, les produits **lipophiles** passent plus facilement la barrière lipidique des cellules que les produits hydrophiles.

• Les produits utilisant des **transporteurs actifs** pour la pénétration cellulaire sont plus exposés à la chimiorésistance que les produits à diffusion passive, du fait de mutations des gènes codant pour ces transporteurs [102].

• Un faible **lien aux protéines** du perfusât ou du plasma permet une fraction importante de drogue libre exerçant l'effet antitumoral [40].

• La drogue doit exercer son effet antitumoral le plus rapidement possible (moins d'une heure), faisant préférer les produits **cytotoxiques** nécessitant un temps d'exposition moins important que les cytostatiques.

• Les bases de la PFI étant l'augmentation des doses d'un produit limitées par la toxicité générale, l'efficacité du produit doit évidemment être **dose dépendante**.

• Un **traitement de la toxicité systémique** doit idéalement être disponible en cas de défaut d'EVF, comme le Granulocyte Colony-stimulating Factor pour les leucopénies au Melphalan [85].

PRODUITS DISPONIBLES

Différentes drogues ont été utilisées jusqu'à présent en PFI sans qu'aucune n'ait fait la preuve de sa supériorité (tableau 7).

L'**hyperthermie** sans drogue a montré un effet antitumoral mais au prix d'une hépatotoxicité majeure, parfois fatale [100], majorant les effets néfastes de l'ischémie et les lésions de reperfusion.

Le **5-Fluorouracil** [1, 42] a montré peu d'effets pharmacocinétiques en PFI [109].

La **mitomycine C** [1, 73] présente l'inconvénient d'augmenter le risque d'occlusion vasculaire, majorant les effets de l'ischémie hépatique [79].

Le **melphalan**, agent alkylant avec une durée d'exposition courte et une captation hépatique importante, a été perfusé avec ou sans TNF [4, 5, 10, 26, 42, 79, 108]. C'est le médicament le plus utilisé pour cette technique et des taux de réponse de 60 à 70 % ont été rapportés pour divers types de tumeurs malignes [83]. Il est essentiellement choisi par analogie avec la procédure des membres isolés mais n'est pas très actifs sur les adénocarcinomes et les hépatocarcinomes. Alexander et al [4, 5, 6, 10] ont réalisé une PFI utilisant du Melphalan seul (1,5 à 2,5 mg/kg) ou avec TNF (1,5 mg/kg de Melphalan), suivi ou non de perfusion intra-artérielle hépatique de fluorodeoxyuridine (FUDR) et leucovirine. Pour des métastases colo-rectales, ces protocoles ont obtenu un taux de réponse de 74%, un temps moyen de progression de 14,5 mois et une survie moyenne de 27 mois. La dose maximale tolérée de Melphalan en PFI a été évaluée à 3mg/kg [87]. L'injection intra-artérielle hépatique de FUDR et leucovirine semblait prolonger la durée de réponse après PFI [10]. Les résultats les plus récemment rapportés en essai clinique chez l'homme confirment la déception de l'utilisation de cette drogue en PFI [111]. Pour des métastases de mélanome uvéal, plusieurs équipes ont réalisé une PFI de Melphalan avec un taux de réponse de 50 à 62% et une survie moyenne de 12 mois [5, 6, 76], contre 2 à 8 mois en l'absence de traitement [34, 51]. La plupart des réponses ne sont que partielles et le melphalan est un médicament mal adapté au traitement des tumeurs d'origine digestive.

L'intérêt de l'adjonction de **TNF** au Melphalan lors des perfusions de membre isolé pour mélanome a été prouvé [31, 36, 59, 72] mais est discuté pour la PFI. Chez le rat, un effet antitumoral synergique a été montré pour les métastases des sarcomes des tissus mous mais pas pour les métastases colo-rectales [110]. Les études cliniques le confirment en montrant que l'adjonction de TNF n'augmente ni le taux de réponse ni la survie [6, 10], mais augmente la toxicité hépatique [109] et les troubles hémodynamiques en cas de fuite systémique, même faible [106]. Cette différence d'efficacité entre ces deux types de tumeurs tient probablement au fait que les métastases des sarcomes des tissus mous sont des tumeurs très vascularisées, à l'inverse des métastases colo-rectales (le TNF provoque une destruction des cellules endothéliales vasculaires) [30, 75]. De plus, la dose maximale tolérée de Melphalan seul passe de 3 mg/kg à 1,5 mg/kg en association avec le TNF [37].

L'**hyperthermie** modérée (38,5-40°C) augmente l'effet antitumoral du Melphalan in vitro [11, 44, 80] mais reste encore à évaluer en clinique.

Les **anthracyclines** ne sont pas les meilleurs médicaments pour traiter les métastases hépatiques de cancers coliques [49]. Elles sont soumises à la résistance multidrogue (MDR), un processus qui expulse les anthracyclines de la cellule par un transport actif. Elles sont surtout actives dans les tumeurs à prolifération rapide où l'expression de la topoisomérase II, leur principale cible moléculaire, est forte. Or une large fraction des cellules tumorales digestives est quiescente et peu sensible à l'inhibition de la topo-isomérase II. La pénétration des anthracyclines dans les massifs tumoraux compacts est de plus médiocre.

L'**irinotecan** est l'un des plus récents produits de chimiothérapie systémique pour le cancer colorectal, augmentant le taux de réponse, la survie sans récidive et globale [27, 93]. Il n'est pas utilisable en PFI car le temps de transformation de la pro drogue en métabolite actif est d'environ 1 heure [14].

Les thérapeutiques ciblées (cetuximab, bevacizumab) pourraient être proposées en PFI au vue des résultats par voie systémique. Les essais [20, 41, 104] n'ont pour l'instant pas montré de bénéfice, probablement du fait d'un effet cytostatique et d'une action lente.

Le **cisplatine** a très peu été utilisé, du fait de sa faible captation hépatique [70], et uniquement en normotonie. [42]. Or les dérivés du platine suivent le mouvement passif d'eau vers l'intérieur des cellules quand le milieu devient rapidement hypotonique (effet ''drag in''). L'accumulation intracellulaire de cisplatine augmente ainsi d'un facteur ≥ 3 et son effet cytotoxique est ainsi majoré lors d'une perfusion en milieu hypotonique [49, 55].

Nous avons donc choisi de travailler sur les dérivés du platine qui ne sont pas soumis à la MDR, qui pénètrent mieux dans les tumeurs solides grâce à leur poids moléculaire plus faible (environ 300 contre 600 pour les anthracyclines) et qui sont moins sensibles à la résistance liée à la quiescence.

L'**oxaliplatine** [25] est rapidement absorbée et transformée par des voies non enzymatiques. Son effet cytotoxique est dose dépendant et agit en moins de 1 heure. Ses effets secondaires par voie systémique sont neurologiques et hématologiques, alors que l'hépatotoxicité est rare. Il pourrait donc être perfusé en PFI. Néanmoins, ce produit est beaucoup moins disponible, principalement du fait de son prix (10 fois supérieur au cisplatine) pour une efficacité in vitro équivalente. Son avantage par rapport au cisplatine tient surtout à une moins grande néphrotoxicité mais cette caractéristique n'a pas d'intérêt en PFI, les reins n'étant pas perfusés par la chimiothérapie. Nous avons donc choisi le cisplatine, plus disponible et aussi efficace.

V-2 TOLERANCE

V-2-a PER-OPERATOIRE

Chez l'**homme**, les conséquences hémodynamiques de l'EVF sont variables d'un patient à l'autre et dépendent du volume sanguin circulant, de la fonction myocardique, de la possibilité d'ouverture d'une circulation veineuse cavo-cave collatérale (d'autant plus importante que le patient est jeune) et de l'existence d'anastomoses porto-caves spontanées. En moyenne, ces clampages entraînent une baisse de 10 % de la pression artérielle, de 50 % de la fréquence cardiaque, de 25 % de la pression artérielle pulmonaire, de 40 % de l'index cardiaque et de 80 % des résistances vasculaires systémiques.

Lorsque l'anatomie du patient le permet, un clampage longitudinal de la veine cave inférieure rétro-hépatique permet de supprimer le drainage sus-hépatique et de conserver un flux cave. Les conséquences hémodynamiques sont alors moins importantes, la pression artérielle pulmonaire diminuant de 5 %, l'index cardiaque de 10 % et les résistances vasculaires systémiques de 40 %. De façon paradoxale, ces diminutions s'accompagnent d'une augmentation de 10 % de la pression artérielle. Le clampage sélectif des veines hépatiques permet lui aussi la conservation du flux cave et la suppression du retour veineux hépatique, mais nécessite le contrôle ou la ligature des veines accessoires du VII et du I pour une exclusion complète.

Des épreuves de clampage sont réalisées avant le début de la procédure grâce à une sonde de Swann-Ganz mesurant les pressions cardiaques et pulmonaires, avec si possible mesure de la saturation veineuse en oxygène (SvO2). Ces épreuves durent 5 minutes sans remplissage complémentaire ou amine vasopressive.

La stabilité hémodynamique doit être constante au cours de la procédure car il n'est alors plus possible de lever les clampages en cas de mauvaise tolérance compte tenu du risque vital représenté par les doses de cytotoxiques contenues dans le circuit.

La mauvaise tolérance est rare (10 % des patients). Si la tension artérielle chute de plus de 30 % ou le débit cardiaque de plus de 50 %, elle remet en cause l'EVF ou doit conduire à la mise en route d'une circulation veineuse extracorporelle cavo-porto-jugulaire ou d'un clampage aortique.

Lors de modèles expérimentaux chez le **porc**, les conséquences hémodynamiques sont plus importantes que chez l'homme, faisant proposer par certains le recours systématique à un **bypass cave et/ou porte** vers la circulation systémique [45, 94]. Cette dérivation diminue la stase veineuse dans le territoire porte et augmente le retour cave et donc la pré-charge cardiaque.

Certaines études ont été menées sans recours à un bypass ou à un clampage aortique, avec une tension maintenue à 50 mmHg par remplissage, une fréquence à 200/min pendant 40 minutes sans retentissement clinique post-opératoire sur l'animal [50].

Dans **notre expérience**, l'apprentissage de la technique a permis la diminution du temps opératoire, de la perte sanguine et l'amélioration de la qualité des clampages. Les conditions de réanimation se sont perfectionnées par le remplissage adapté au monitorage et à la surveillance hémodynamique précise, le réchauffement des animaux, l'anticoagulation efficace lors des clampages puis prophylactique en post-opératoire. Tout ceci a résulté en une diminution de la mortalité opératoire au fur et à mesure de notre expérience.

La réalisation d'un shunt porto-systémique dans notre expérience (porc **2**) n'a pas amélioré la situation hémodynamique et a rallongé la durée opératoire. De plus, cette manœuvre nécessite souvent l'utilisation d'une pompe, la pression veineuse étant faible. Ceci rallonge et complique la procédure, tout en augmentant son coût, sans bénéfice dans notre expérience.

En revanche, le recours à un **clampage aortique** a été de réalisation plus facile et moins long. Il permet d'augmenter la pression aortique, et ainsi la perfusion cérébrale et cardiaque, et de diminuer le volume sanguin « perdu » à vasculariser des organes dont le retour veineux est temporairement aboli.

Le clampage sous rénal a été peu efficace sur l'hémodynamique, malgré l'utilisation d'amines. Les clampages au hiatus oesophagien et en sus-rénal ont été très efficaces, augmentant la pression artérielle au-dessus des chiffres habituels et évitant le recours aux amines. Réalisé de façon intermittente, le clampage aortique a été aussi efficace que le clampage continu pour la stabilité hémodynamique des porcs.

La **tolérance macroscopique du foie** à l'exclusion et à la perfusion a été très bonne, le parenchyme reprenant rapidement une coloration satisfaisante après levée des clampages. Le clampage cave augmente les lésions dues aux clampages artériel et portal.

Chez l'animal, la pression tissulaire en oxygène est en effet plus haute et les lésions sur l'ADN hépatocytaires moins importantes lors d'une manœuvre de Pringle que lors d'une EVF [45, 94]. De plus, la pression tissulaire en oxygène est augmentée par l'oxygénation du sang cave lors d'un Pringle, alors qu'elle ne l'est pas par une augmentation de la fraction d'oxygène inspiré (FiO2). Le sang cave joue donc un rôle dans l'oxygénation hépatique, expliquant des lésions hépatiques plus importantes lors d'une EVF que lors d'un clampage du pédicule hépatique seul. Cependant, au vu des résultats obtenus en l'absence d'oxygénation et dans un circuit ouvert, nous estimons que pour une perfusion de 30 minutes sur foie sain, l'utilisation d'une pompe avec oxygénation ne présente pas d'intérêt prouvé.

Les conséquences de l'EVF et du clampage aortique sur le **tube digestif** ont de la même façon totalement régressé.

V-2-b SUITES

Aucun signe clinique d'**insuffisance hépatique** aigüe (hémorragie) ou chronique (ictère, ascite…) n'est apparu chez les animaux survivants à la procédure.

Réalisés de façon continue (porcs **7** et **8)**, les clampages aortiques ont provoqué des **paraplégies**. Elles sont dues à l'ischémie médullaire par clampage aortique plutôt qu'à une toxicité nerveuse du cisplatine. En effet, le recours au **clampage intermittent** (animaux **9** et **10**) et un clampage aortique réalisé plus bas en sus-rénal ont permis de conserver les avantages hémodynamiques tout en supprimant les complications ischémiques médullaires.

Il n'y a pas eu de signe de toxicité nerveuse au cisplatine.

La tolérance clinique de la procédure des animaux survivants a été très bonne. Les **diarrhées** bénignes constatées les jours suivants l'intervention sont probablement le retentissement de la congestion veineuse du tube digestif par le clampage porte et de l'ischémie par le clampage aortique. Elles n'ont pas été responsables de troubles de l'homéostase.

V-2-c BIOLOGIE

La diminution du taux d'hémoglobine et de l'albuminémie en postopératoire immédiat s'explique par les pertes sanguines (au minimum celle du volume sanguin hépatique) et par l'**hémodilution** due aux solutés de remplissage, puisque ces facteurs se normalisent en 2 jours.

La procédure n'a créé aucune toxicité **médullaire** tout au long de la surveillance, les taux d'hémoglobine, de plaquettes et de globules blancs restant stables.

Il n'y a pas eu d'insuffisance **rénale**, le taux de créatinine sanguine restant stable.

La perfusion de cisplatine hypotonique à hautes doses en IHP a donc permis d'éviter toute toxicité systémique de la drogue.

Sur le plan **hépatique**, il n'a pas été observé de cholestase (bilirubine et phosphatases alcalines normales), prouvant l'absence de cholangite, ni d'insuffisance hépatique aigüe (TP normal). Pour tous les animaux traités, une cytolyse à 5 fois la normale a été observée puis a régressé progressivement. Elle ne correspond pas à une toxicité hépatique du cisplatine mais à une cytolyse induite par l'EVF, car elle a été observée chez les animaux ayant une PFI sans et avec cisplatine. Elle est proportionnelle à la durée d'exclusion et se normalise en 15 jours.

Il n'a pas été observé d'hyponatrémie postopératoire après perfusion hypotonique.

V-2-d HISTOLOGIE

La procédure a été sûre pour la réalisation des clampages et systèmes de perfusion, aucune sténose ou thrombose des vaisseaux clampés ou perfusés n'étant notées à l'autopsie. Aucun signe d'hypertension portale n'a été retrouvé.

Une **toxicité hépatique** histologique a été rencontrée aux doses de 100 et 75 mg/L sous la forme de foyers localisés de stéatose et de nécrose. Tous les lobes hépatiques ont été touchés, prouvant la diffusion homogène du produit. L'importance de l'étendue des lésions est corrélée à la concentration de chimiothérapie, celles observées à 100 mg/l de cisplatine étant plus importantes que celles remarquées à 75 mg/L.

En revanche, aucune toxicité tissulaire n'a été mise en évidence à la concentration de 50 mg/L, qui est donc la concentration seuil de tolérance d'une PFI de cisplatine hypotonique que l'on retient pour une étude de phase I chez l'homme.

La toxicité histologique observée à l'autopsie des porcs traités à 100 et 75 mg/L de cisplatine hypotonique montre que la biologie hépatique est un marqueur peu prédictif de l'hépatotoxicité, puisqu'aucune cholestase ou cytolyse persistante n'a été observée lors du suivi biologique de ces animaux. Cette discordance entre la biologie et l'histologie s'explique aussi par la focalité des lésions observées qui se trouvaient au milieu d'un parenchyme sain.

V-3 EFFICACITE

V-3-a EXCLUSION ET PERFUSION

Cliniquement l'isolation du foie a été parfaite dans notre expérience, avec une décoloration du parenchyme hépatique et de l'effluent rapide.

Ceci a été confirmé par la biologie, les traces de chimiothérapie retrouvées dans la circulation générale étant très en-dessous des concentrations toxiques, et même inférieures aux concentrations de cisplatine lors de perfusion intra-veineuse pour traitement systémique.

La mesure de l'osmolarité plasmatique est d'interprétation plus difficile pour la qualité de l'exclusion, car elle a été évidemment très dépendante de la perfusion de soluté de remplissage. L'absence d'hyponatrémie postopératoire immédiate confirme la qualité de l'exclusion (faible fuite du perfusât hypotonique).

La gravité a permis un débit de 0,1 L/min suffisant pour une perfusion de 3 L en 30 minutes, sans avoir recours à une pompe de perfusion.

La diffusion de Bleu Patenté (porc **1**) et la décoloration de l'ensemble du parenchyme hépatique ont montré que la perfusion a été homogène, permettant une diffusion du cisplatine à tout le foie. De même, les lésions histologiques constatées à l'autopsie ont concerné tous les lobes hépatiques.

V-3-b IN VITRO

Une très forte **activité cytotoxique** sur les cellules cancéreuses coliques humaines et de CHC a été mise en évidence lors des tests in vitro.

Elle a bien sûr été proportionnelle à la concentration de cisplatine perfusée, le perfusât à 100 mg/l étant plus efficace que celui à 75mg/l, lui-même plus efficace que celui à 50 mg/l. Néanmoins, cette dernière conserve une efficacité majeure, tuant 90 % des cellules néoplasiques en 30 minutes d'exposition.

Au total, la bonne diffusion dans le foie et l'absence de passage systémique, associées à la présence d'un effluent efficace du point de vue cytotoxique, laissent espérer un effet antitumoral avec une faible toxicité hépatique et l'absence de toxicité systémique lors du passage à l'humain. Un essai de phase I, résultant de cette expérience, semble justifié et pourrait consister en une perfusion de 3 L de cisplatine à la concentration de 50 mg/L, dans du sérum hypotonique, par un circuit ouvert avec entrée par l'artère hépatique (via l'artère gastroduodénale) et sortie par la veine porte.

VI- CONCLUSION

Les résultats de notre expérience permettent de conclure que :

1. La réalisation d'une perfusion de cisplatine hypotonique pendant 30 minutes en circuit ouvert sur le foie isolé de la circulation est faisable et reproductible chez le porc.

2. Elle permet la délivrance sélective de fortes doses de chimiothérapie au foie sans toxicité systémique.

3. La concentration maximale de cisplatine hypotonique perfusé au foie sans toxicité histologique est de 50 mg/L.

4. La chimiothérapie ainsi perfusée présente une forte activité in vitro contre les cellules néoplasiques coliques et d'hépatocarcinome d'un niveau de résistance intrinsèque élevée au cisplatine

La mise en place d'un essai de phase I semble justifiée chez des patients porteurs de tumeurs hépatiques, primitives ou secondaires, qui ne répondent plus aux thérapeutiques actuellement disponibles.

Résécabilité de classe I	Evidente par une hépatectomie classique (4 segments ou moins, laissant plus de 40% de parenchyme résiduel)
Résécabilité de classe II	Possible par une hépatectomie complexe ou très large (plus de 4 segments) requérant une procédure difficile et/ou risquée (hépatectomie centrale sous exclusion vasculaire, hépatectomie droite élargie, reconstruction vasculaire)
Irrésécabilité	Atteinte des 2 pédicules portaux Atteinte d'un pédicule portal et de la veine sus-hépatique contro-latérale Atteinte des 3 veines sus-hépatiques
Critères carcinologiques pronostiques péjoratifs	Taille $\geq$ 5 cm Nodules > 3 Caractère bilobaire Métastase : ganglion pédiculaire envahi, ACE élevé CHC : invasion vasculaire, nodules satellites

Tableau 1. Niveaux de résécabilité prévisionnelle d'une hépatectomie.

Porc	Age Poids	Durée d'exclusion / perfusion (min)	Volume et osmolarité du perfusât	Concentration de cisplatine (mg/l)	Clampage ou shunt
1	75 j 63 kg	90 / 30	4 L sérum isotonique	-	non
2	80 j 59 kg	60 / 30	4 L sérum hypotonique	-	Bypass porto-jugulaire
3	100 j 56 kg	60 / 30	4 L sérum hypotonique	-	non
4	120 J 50 kg	120 / 30	3 L sérum hypotonique	50	non
5	100 j 51 kg	90 / 45	4 L sérum hypotonique	100	Clampage aortique manuel continu
6	120 J 49 kg	30 / 20	2 L sérum hypotonique	100	Clampage aortique sous rénal continu
7	150 J 60 kg	45 / 30	3 L sérum hypotonique	75	Clampage aortique au hiatus
8	140 j 55 kg	45 / 30	3 L sérum hypotonique	75	Clampage aortique au hiatus
9	110 j 45 kg	40 / 30	3 L sérum hypotonique	75	Clampage sus-rénal
10	110 j 50 Kg	40 / 30	3 L sérum hypotonique	50	Clampage sus-rénal
11	110 j 45 kg	40 / 30	3 L sérum hypotonique	50	Clampage sus-rénal

Tableau 2. Animaux et procédures.

porc	Concentration de cisplatine (mg/l)	Décoloration hépatique / effluent	TAS et pouls lors du clampage	suites	autopsie
1	-	Oui / clair	45 mmHg 160/min	Décès peropératoire	-
2	-	Oui / clair	50 mmHg 145/min	Décès peropératoire	-
3	-	Oui / clair	60 mmHg 150/min	Survie 1 mois	Foie sain
4	50	Oui / clair	60 mmHg 145/min	Décès peropératoire	-
5	100	Incomplète / sanglant	90 mmHg 130/min	Décès peropératoire	-
6	100	Oui / clair	50 mmHg 150/min	Survie 1 mois	4 foyers nécrotiques
7	75	Oui / clair	110 mmHg 120/min	Paraplégie, décès à J2	-
8	75	Oui / clair	120 mmHg 100/min	Paraplégie, décès à J2	-
9	75	Oui / clair	120 mmHg 100/min	Survie 1 mois	2 foyers nécrotiques
10	50	Oui / clair	120 mmHg 110/min	Survie 1 mois	Foie sain
11	50	Oui / clair	110 mmHg 100/min	Décès à J2 choc septique	-

Tableau 3. Evolution per et post-opératoire

	Pouls (/min)	TA systolique / diastolique (mmHg)	PVC (mmHg)	Débit cardiaque (l/min)	Index cardiaque (l/min/m²)	Saturation en oxygène (%)
Avant clampage	85	80 / 39	4	5.1	3.2	99
Pendant clampage	147	115 / 63	3	1.6	1	98
Après clampage	92	83 / 41	4	3.1	1.9	98

Tableau 4. Hémodynamique avec clampage aortique intermittent (moyenne des porcs 9, 10 et 11).

Normes	Pré-op	Post-op	J2	J4	J7	J14	J28
Hb (9-13 g/dl)	9.8 +/- 1.6	8.7 +/- 1.9	10.6 +/- 1.8	10.8 +/- 2.8	12.1 +/- 2	13.5 +/- 2.1	13.8 +/- 2.7
GB (11-22 10³/µl)	14.1 +/- 2.9	10.7 +/- 5.6	25.6 +/- 4.6	14.2 +/- 2.7	16.9 +/- 5.9	21 +/- 3.2	22.7 +/- 9.8
Plaquettes (200-500 10³/µl)	415 +/- 154	353 +/- 220	233 +/- 104	117 +/- 57	349 +/- 108	257 +/- 66	468 +/- 258
TP (>70 %)	100 +/-6	94 +/- 12	82 +/- 17	88 +/- 14	100 +/-6	100 +/-4	99 +/- 2
Albumine (23-40 g/dl)	21 +/- 2	11 +/- 2	18 +/- 3	23 +/- 3	24 +/- 1	28 +/- 1	26 +/- 1
ALAT (21.5-46.5 U/l)	24 +/- 8	32 +/- 17	96 +/- 18	180 +/- 41	63 +/- 34	27 +/- 24	36 +/- 12
Ph alcaline (41-176 U/l)	178 +/- 21	122 +/- 14	266 +/- 31	273 +/- 67	193 +/- 68	234 +/- 12	227 +/- 43
Bilirubine (<1 mg/dl)	1 +/- 0.2	3.3 +/ 1.7	4.8 +/ 1.9	5.6 +/- 1.7	3.5 +/- 1.8	5.3 +/- 1.5	3 .7 +/- 1.1
Créatinine (8-23 mg/l)	13.6 +/- 1.1	14.5 +/- 2.7	14.8 +/- 1.5	10.8 +/- 1.6	13.7 +/- 1.3	14.2 +/- 0.5	14.5 +/- 2.6
Na (139-152 mmol/l)	148 +/- 3	147 +/- 3	148 +/- 4	148 +/- 2	147 +/- 4	152 +/- 2	151 +/- 1
K (4.4-6.5 mmol/l)	4.1 +/- 0.3	4.4 +/- 0.4	3.9 +/- 0.3	4.4 +/- 0.8	4.6 +/- 0.3	4.4 +/- 0.1	4.4 +/- 0.2
Ca (95-105 mg/l)	99 +/- 6	96 +/- 10	90 +/- 3	94 +/- 4	100 +/- 3	104 +/- 7	101 +/- 8

Tableau 5. Suivi biologique.

porc	Concentration de cisplatine perfusé (mg/l)	Concentration de cisplatine dans l'effluent (mg/l) * et taux par rapport au perfusât (%)	Concentration de cisplatine sérique (mg/l)*	Osmolarité de l'effluent (mOsm)*	Osmolarité sérique (mOsm)*
4	50	37.5 +/- 1.7 (75)	0	145.6 +/- 5.1	296.6 +/- 2
5	100	83.5 +/- 6.3 (83)	0.1	152.2 +/- 7.6	313.6 +/- 1.5
6	100	93.1 +/- 2.1 (93)	0	Non déterminé	Non déterminé
7	75	53.5 +/- 3.6 (71)	1.7 +/- 1.6	183.6 +/- 10.1	286.6 +/- 2.8
8	75	58.2 +/- 1.8 (77)	2.2 +/- 0.9	196 +/- 41.9	287 +/- 2.6
9	75	62.4 +/- 5.7 (83)	0	167.3 +/- 7.7	271.6 +/- 4.5
10	50	32.2 +/- 3.3 (64)	0	166.6 +/- 49.3	316 +/- 11
11	50	36.1 +/- 1.2 (72)	0	162.7 +/- 21	301 +/- 3

* moyenne et écarts-types des échantillons prélevés à 10, 20 et 30 minutes de perfusion.

Tableau 6. Concentration de cisplatine et osmolarité de l'effluent hépatique et de la circulation systémique.

Etudes	Tumeurs primitives	Médicaments, dose (nombre de patients traités)
Aigner et al [2]	29 colon- rectum 3 divers	5-Fluorouracil, 750-1250 mg
Skibba et al [100]	5 colon-rectum 2 mélanomes 1 divers	Hyperthermie (42-42,5°C) seule
Schwemmle et al [96]	45 colon/rectum 5 divers	5-Fluorouracil, 300-1250 mg (47) Mitomycine, 5-50 mg (17) Cisplatine, 50 mg (4)
Hafstrom et al [42]	4 colon-rectum 10 mélanomes 15 divers	Melphalan, 0,5 mg/kg (19) Cisplatine, 0,2-0,7 mg/kg (10)
Marinelli et al [73]	9 colon-rectum	Mitomycine, 30 mg/m2
De Vries et al [26]	9 colon-rectum	Melphalan, 1mg/kg et TNF, 0,4 mg
Alexander et al [4]	16 colon-rectum 4 mélanomes 4 divers	Melphalan, 1,5 mg/kg et TNF, 1 mg
Oldhafer et al [79]	6 colon-rectum 2 mélanomes 4 divers	Melphalan, 60-140 mg et TNF, 0,2-0,3 mg (6) Mitomycine, 20-50 mg (6)
Lindner et al [60]	5 colon-rectum 2 mélanomes 4 divers	Melphalan, 0,5 mg/kg et TNF, 0,03-0,2 mg
Vahrmeijer et al [108]	24 colon-rectum	Melphalan, 0,5-4 mg/kg
Alexander et al [5]	22 mélanomes	Melphalan, 1,5-2,5 mg/kg seul (11) et avec TNF, 1 mg (11)
Bartlett et al [10]	51 colon-rectum	Melphalan, 1,5 mg/kg seul (19) et avec TNF, 1 mg (32)
Rothbarth et al [90]	73 colon-rectum	Melphalan, 200 mg
Alexander et al [6]	29 mélanomes	Melphalan, 1,5 mg/kg en hyperthermie
Noter et al [76]	8 mélanomes	Melphalan, 200 mg
Savier et al [95]	3 colon-rectum 1 divers	Melphalan, 15-45 mg
Van Iersel et al [111]	30 colon-rectum	Melphalan, 200 mg

Divers : sein, leiomyosarcome, carcinoide, cholangiocarcinome, rein, trachée, carcinome hepatocellulaire, estomac.

Tableau 7. Analyse bibliographique de PFI.

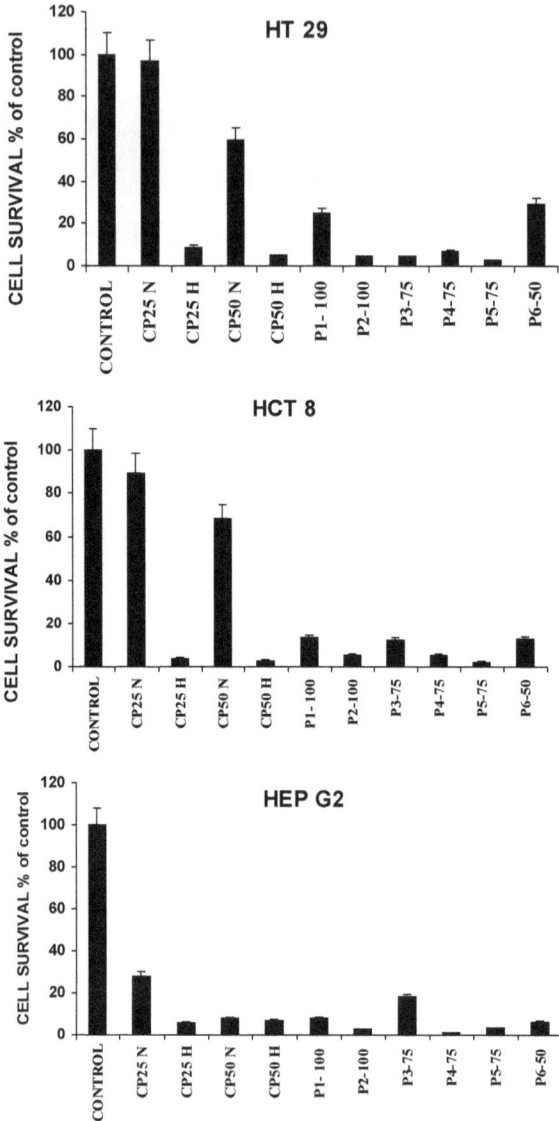

Figure 1. Cytotoxicité in vitro des effluents hépatiques sur les cellules cancéreuses humaines. Les cellules ont été exposées pendant 30 min à 37°C soit au sérum salé normotonique (control), soit au cisplatine à 25 ou 50 mg/L dans du sérum salé normotonique (NaCl 9g/L; CP25N, CP50N) ou hypotonique (NaCl 4.5 g/L; CP25H, CP50H), soit à l'effluent hépatique de porcs traités par des perfusâts contenant 50, 75 ou 100 mg/L de csipaltine dans sérum salé hypotonique (P-50, P-75, P-100). La survie cellulaire a été mesurée par un test clonogénique quantitatif. L'hypotonie du milieu augmente l'efficacité cytotoxique du cisplatine. L'effluent hépatique est fortement cytotoxique contre les cellules cancéreuses humaines.

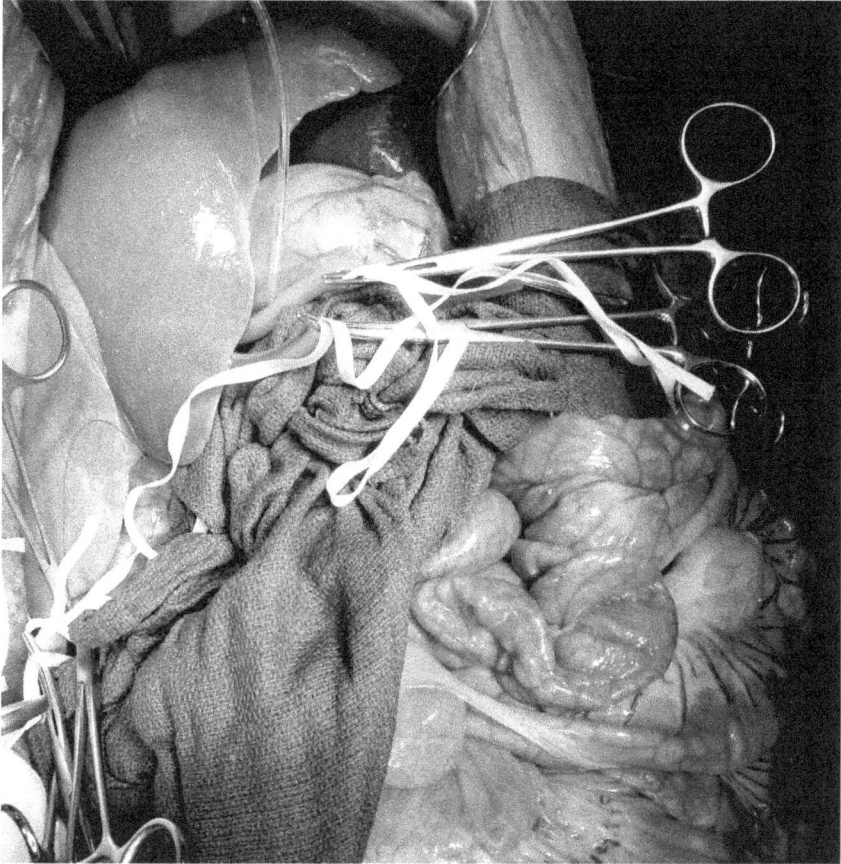

Photo 1. Décoloration du parenchyme hépatique par rapport au parenchyme splénique.
Ischémie gastrique et grêlique lors du clampage aortique au hiatus (porc 7).

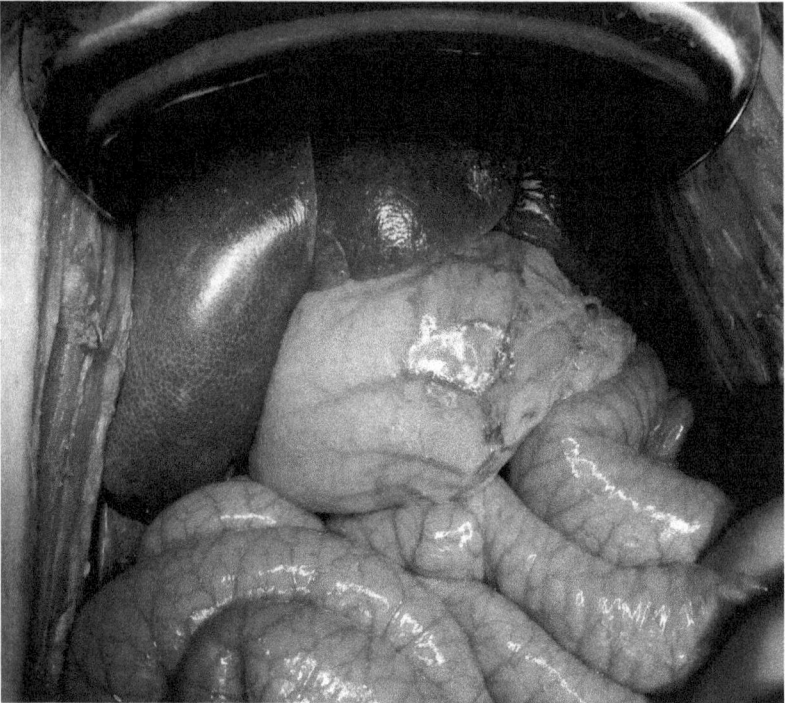

Photo 2. Recoloration des lobes hépatiques (couleur identique à la rate), de l'estomac et de l'intestin grêle.

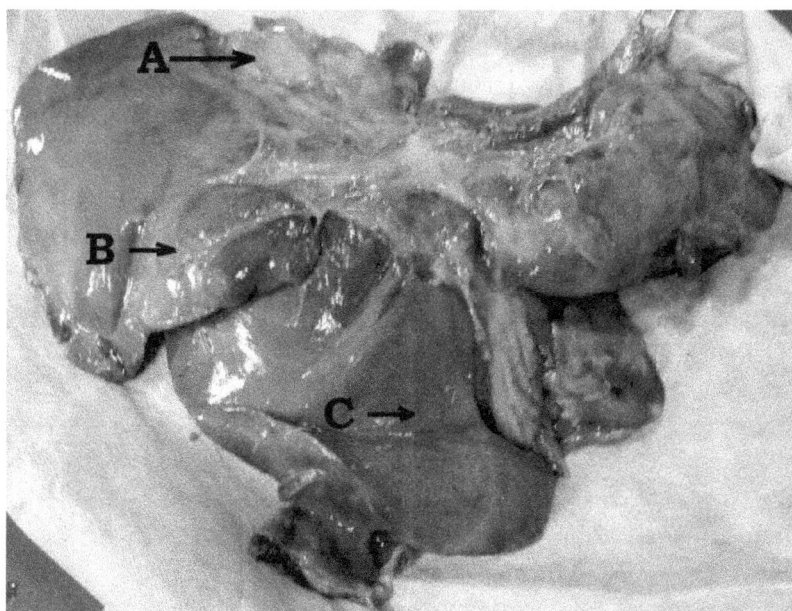

Photo 3. Face viscérale du foie du porc 6 à l'autopsie à 1 mois. Foyer de nécrose (A), parenchyme intermédiaire (B) et sain (C).

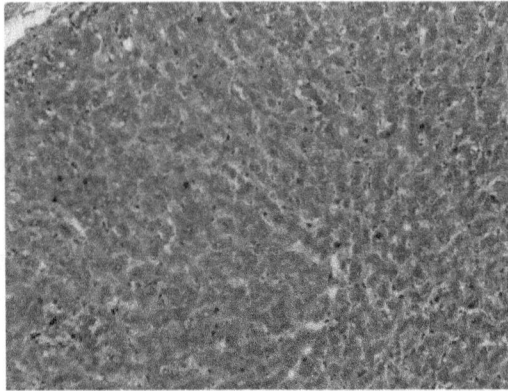

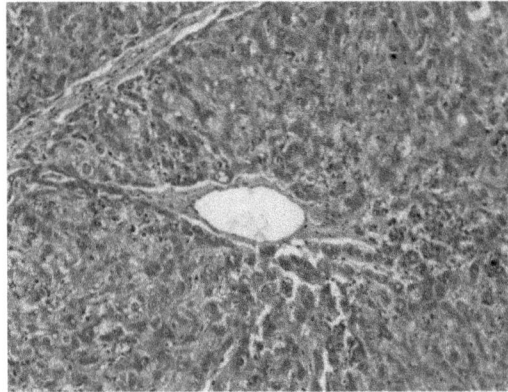

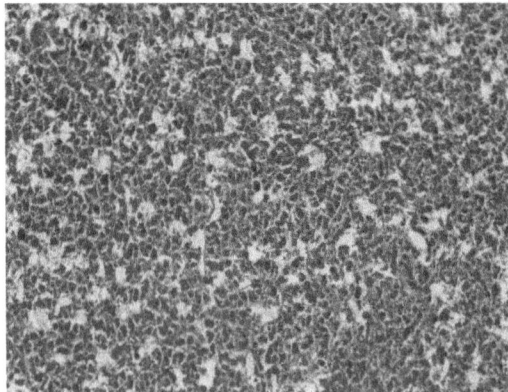

Photo 4. Aspect microscopique après coloration à l'hématoxyline-éosine (de haut en bas) du parenchyme sain, intermédiaire et nécrotique.

REFERENCES BIBLIOGRAPHIQUES

1. Aigner KR, Walther H, Link KH. Isolated liver perfusion with MMC/5-FU: surgical technique, pharmacokinetics, clinical results. Contr Oncol 1988; 29: 229-46.
2. Aigner KR, Walther H, Tonn JC, Link KH, Schoch P, Schwemmle K. Isolated liver perfusion in advanced metastases of colorectal cancers. Onkologie 1984; 7: 13-21.
3. Aldrighetti L, Arru M, Angeli E, Venturini M, Salvioni M, Ronzoni M et al. Percutaneous vs. surgical placement of hepatic artery indwelling catheters for regional chemotherapy. Hepatogastroenterology 2002; 49: 513-7.
4. Alexander HR Jr, Bartlett DL, Libutti SK, Fraker DL, Moser T, Rosenberg SA. Isolated hepatic perfusion with tumor necrosis factor and melphalan for unresectable cancers confined to the liver. J Clin Oncol 1998; 16: 1479-89.
5. Alexander HR, Libutti SK, Bartlett DL, Puhlmann M, Fraker DL, Bachenheimer LC. A Phase I-II study of isolated hepatic perfusion using melphalan with or without tumor necrosis factor for patients with ocular melanoma metastatic to liver. Clin Cancer Res 2000; 6: 3062-70.
6. Alexander HR Jr, Libutti SK, Pingpank JF, Steinberg SM, Bartlett DL, Helsabeck C et al. Hyperthermic isolated hepatic perfusion using Melphalan for patients with ocular melanoma metastatic to liver. Clin Cancer Res 2003; 9: 6343-9.
7. Azoulay D, Castaing D, Krissat J, Smail A, Hargreaves GM, Lemoine A et al. Percutaneous portal vein embolization increases the feasibility and safety of major liver resection for hepatocellular carcinoma in injured liver. Ann Surg 2000; 232: 665-72.
8. Azoulay D, Castaing D, Smail A, Adam R, Cailliez V, Laurent A et al. Resection of nonresectable liver metastases from colorectal cancer after percutaneous portal vein embolization. Ann Surg 2000; 231: 480-6.
9. Bakalakos EA, Kim JA, Young DC, Martin EW Jr. Determinants of survival following hepatic resection for metastatic colorectal cancer. World J Surg 1998; 22: 399-405.
10. Bartlett DL, Libutti SK, Figg WD, Fraker DL, Alexander HR. Isolated hepatic perfusion for unresectable hepatic metastases from colorectal cancer. Surgery 2001; 129: 176-87.
11. Bates DA, Mackillop WJ. The effect of hyperthermia in combination with melphalan on drug-sensitive and drug-resistant CHO cells in vitro. Br J Cancer 1990; 62: 183-8.

12. Bouvier AM, Remontet L, Jougla E, Launoy G, Grosclaude P, Buémi A et al. Incidence of gastrointestinal cancers in France. Gastroenterol Clin Biol 2004; 28: 877-81.

13. Bozzetti F, Bignami P. Recommendation for surgical treatment of colorectal liver metastases. Ann Oncol 2000; 11: 243-4.

14. Chabot GG, Abigerges D, Catimel G, Culine S, de Forni M, Extra JM et al. Population pharmacokinetics and pharmacodynamics of irinotecan (CPT-11) and active metabolite SN-38 during Phase I trials. Ann Oncol 1995; 6: 141-51.

15. Chang JM, Tzeng WS, Pan HB, Yang CF, Lai KH. Transcatheter arterial embolization with or without cisplatin treatment of hepatocellular carcinoma. A randomized controlled study. Cancer 1994; 74: 2449-53.

16. Chen MS, Li JQ, Zhang YQ, Lu LX, Zhang WZ, Yuan YF et al. High-dose iodized oil transcatheter arterial chemoembolization for patients with large hepatocellular carcinoma. World J Gastroenterol 2002; 8: 74-8.

17. Chiche L. Quelles métastases hépatiques sont résécables d'emblée? Gastroenterol Clin Biol 2003; 27: 41-62.

18. Choti MA, Sitzmann JV, Tiburi MF, Sumetchotimetha W, Rangsin R, Schulick RD et al. Trends in long-term survival following liver resection for hepatic colorectal metastases. Ann Surg 2002; 235: 759-66.

19. Clavien PA, Selzner M, Rüdiger HA, Graf R, Kadry Z, Rousson V et al. A prospective randomised study in 100 consecutive patients undergoing major liver resection with versus without ischemic preconditioning. Ann Surg 2003; 238: 843-52.

20. Crystal RG, Hirschowitz E, Lieberman M, Daly J, Kazam E, Henschke C et al. Phase I study of direct administration of a replication deficient adenovirus vector containing the E. Coli cytosine deaminase gene to metastatic colon carcinoma of the liver in association with the oral administration of the pro-drug 5-fluorocytosine. Hum. Gene Ther 1997; 8: 985-1001.

21. Curley SA, Byrd DR, Newman RA, Ellis HJ, Chase J, Carrasco CH et al. Reduction of systemic drug exposure after hepatic arterial infusion of doxorubicin with complete hepatic venous isolation and extracorporeal chemofiltration. Surgery 1993; 114: 579-85.

22. Dahl O. Mechanisms of thermal enhancement of chemotherapeutic cytotoxicity. Hyperthermia and Oncology. Urano M, Douple E (Eds). VSP, Utrecht, The Netherlands 9-28 (1994).

23. Dancey JE, Shepherd FA, Paul K, Sniderman KW, Houle S, Gabrys J et al. Treatment of nonresectable hepatocellular carcinoma with intrahepatic 90Y-microsperes. J Nucl Med 2000; 41: 1673-81

24. De Baere T. Modalités et faisabilité des traitements par destruction locale des métastases hépatiques. Gastroenterol Clin Biol 2003; 27: 80-7.

25. De Gramont A, Figer A, Seymour M, Homerin M, Hmissi A, Cassidy J et al. Leucovorin and fluorouracil with or without oxaliplatin as first-line treatment in advanced colorectal cancer. J Clin Oncol 2000; 18: 2938-47.

26. De Vries MR, Borel Rinkes IH, van de Velde CJ, Wiggers T, Tollenaar RA, Kuppen PJ et al. Isolated hepatic perfusion with tumor necrosis factor and melphalan: experimental studies in pigs and Phase I data from humans. Recent Results Cancer Res 1998; 147: 107-19.

27. Douillard JY, Cunningham D, Roth AD, Navarro M, James RD, Karasek P et al. Irinotecan combined with fluorouracil compared with fluorouracil alone as first-line treatment for colorectal cancer: a multicentre randomised trial. Lancet 2000 ; 355 : 1041-7.

28. Ducreux M, Bouche O, Pignon JP, Mousseau M, Raoul JL, Cassan P et al. Randomised Trial Comparing Three Different Schedules of Infusional 5FU and Raltitrexed Alone as First-Line Therapy in Metastatic Colorectal Cancer. Final Results of the Federation Francophone de Cancerologie Digestive (FFCD) 9601 Trial. Oncology 2006; 70: 222-30.

29. Ebara M, Okabe S, Kita K, Sugiura N, Fukuda H, Yoshikawa M et al. Percutaneous ethanol injection for small hepatocellular carcinoma: therapeutic efficacy based on 20-year observation. J Hepatol 2005; 43: 458-64.

30. Eggermont AM, Schraffordt Koops H, Klausner JM, Kroon BB, Schlag PM, Liénard D et al. Isolated limb perfusion with tumor necrosis factor and Melphalan for limb salvage in 186 patients with locally advanced soft tissue extremity sarcomas. The cumulative multicenter European experience. Ann Surg 1996; 224: 756-64.

31. Eggermont AM, Schraffordt Koops H, Lienard D, Kroon BB, van Geel AN, Hoekstra HJ et al. Isolated limb perfusion with high-dose tumor necrosis factor in combination with interferon and Melphalan for nonresectable extremity soft tissue sarcomas: a multicenter trial. J Clin Oncol 1996; 14: 2653-65.

32. Elias D, Di Pietroantonio, Gachot B, Menegon P, Hakime A, De Baere T. Liver abscess after radiofrequency ablation of tumors in patients with a biliary tract procedure. Gastroenterol Clin Biol 2006; 30: 823-7.

33. Elias D, Ouellet JF, De Baere T, Lasser P, Roche A. Preoperative selective portal vein embolization before hepatectomy for liver metastases: long-term results and impact on survival. Surgery 2002; 131: 294-9.

34. Eskelin S, Pyrhonen S, Hahka-Kemppinen M, Tuomaala S, Kivela T. A prognostic model and staging for metastatic uveal melanoma. Cancer 2003; 97: 465-75.

35. Figueras J, Valls C. The use of laparoscopic ultrasonography in the preoperative study of patients with colorectal liver metastases. Ann Surg 2000; 232: 721-3.

36.Fraker DL, Alexander HR, Andrich M, Rosenberg SA. Treatment of patients with melanoma of the extremity using hyperthermic isolaetd limb perfusion with Melphalan, tumor necrosis factor and interferon: results of a tumor necrosis factor dose-escalation study. J Clin Oncol 1996; 14: 479-89.

37.Fraker DL. Isolated hepatic perfusion (IHP) with TNF. In: Cambridge Symposia. Hilton Head, 1996.

38.Furuse J, Ishii H, Nakachi K, Suzuki E, Shimizu S, Nakajima K. Phase I study of sorafenib in Japanese patients with hepatocellular carcinoma. Cancer Sci 2008; 99: 159-65.

39.Gruenberger T, Jourdan JL, Zhao J, King J, Morris DL. Reduction in recurrence risk for involved or inadequate margins with edge cryotherapy after liver resection for colorectal metastases. Arch Surg 2001; 136: 1154-7.

40.Guchelaar HJ, Hoekstra HJ, de Vries EG, Uges DR, Oosterhuis JW, Schraffordt Koops H. Cisplatin and platinum pharmocokinetics during hyperthermic isolated limb perfusion for human tumors of the extremities. Br J Cancer 1992; 65: 898-902.

41.Habib NA, Sarraf CE, Mitry RR, Havlik R, Nicholls J, Kelly M et al. E1B-deleted adenovirus (dl1520) gene therapy for patients with primary and secondary liver tumors. Hum Gene Ther 2001; 12: 219-26.

42.Hafstrom LR, Holmberg SB, Naredi PL, Lindner PG, Bengtsson A,Tidebrandt G et al. Isolated hyperthermic liver perfusion with chemotherapy for liver malignancy. Surg Oncol 1994; 3: 103-8.

43.Hasegawa S, Yamasaki N, Hiwaki T, Sako K, Komorizono Y, Baba Y et al. Factors that predict intrahepatic recurrence of hepatocellular carcinoma in 81 patients initially treated by percutaneous ethanol injection. Cancer 1999; 86: 1682-90.

44.Heijnen BH, Straatsburg IH, Gouma DJ. Decrease in core liver temperature with 10°C by in situ hypothermic perfusion under total hepatic vascular exclusion reduces liver ischemia and reperfusion injury during partial hepatectomy in pigs. Surgery 2003; 134: 806-17.

45.Hiratsuka K, Kim YI, Nakashima K, Kawano K, Yoshida T, Kitano S. Tissue oxygen pressure during prolonged ischemia of the liver. J Surg Res 2000; 92: 250-4.

46.Hoff PM, Ansari R, Batist G, Cox J, Kocha W, Kuperminc M et al. Comparison of oral capecitabine versus intravenous fluorouracil plus leucovorin as first-line treatment in 605 patients with metastatic colorectal cancer : results of a randomized phase III study. J Clin Oncol 2001; 19: 2282-92.

47.Huang GT, Lee PH, Tsang YM, Lai MY, Yang PM, Hu RH et al. Percutaneous ethanol injection versus surgical resection for the treatment of small hepatocellular carcinoma: a prospective study. Ann Surg 2005; 242: 36-42.

48. Huang XQ, Huang ZQ, Duan WD, Zhou NX, Feng YQ. Severe biliary complications after hepatic artery embolization. World J Gastroenterol 2002; 8: 119-23.

49. Isambert N, Correia M, Cercueil JP, Zanetta S, Osmak L, Flesch M et al. Hepatic arterial infusion of cisplatin diluted in hypotonic 25 g/l glucose solution administered in balloon-occluded hepatic artery: experimental rationale and clinical pilot study. J Exp Clin Cancer Res 2001; 20: 183-8.

50. Jungraithmayr W, Szarzynski M, Neeff H, Haberstroh J, Kirste G, Schmitt-Graeff A et al. Signifiance of Total Vascular Exclusion for hepatic cryotherapy : an experimental study. J Surg Res 2004; 116: 32-41.

51. Kath R, Hayungs J, Bornfeld N, Sauerwein W, Hoffken K, Seeber S. Prognosis and treatment of disseminated uveal melanoma. Cancer 1993; 72: 2219-23.

52. Kemeny N, Fata F. Hepatic-arterial chemotherapy. Lancet Oncol 2001; 2: 418-28.

53. Kemeny N, Huang Y, Cohen AM, Shi W, Conti JA, Brennan MF et al. Hepatic arterial infusion of chemotherapy after resection of hepatic metastases from colorectal cancer. N Engl J Med 1999; 341: 2039-48.

54. Khan KN, Yatsuhashi H, Yamasaki, Yamasaki M, Inoue O, Koga M et al. Prospective analysis of risk factors for early intrahepatic recurrence of hepatocellular carcinoma following ethanol injection. J Hepatol 2000; 32: 269-78.

55. Kondo A, Maeta M, Oka A, Tsujitani S, Ikeguchi M, Kaibara N. Hypotonic intraperitoneal cisplatin chemotherapy for peritoneal carcinomatosis in mice. Br J Cancer 1996; 73: 1166-70.

56. Kume A, Nimura Y, Kamiya J, Nagino M. Kito Y. Percutaneous ethanol injection via an artificially induced right hydrothorax for hepatocellular carcinoma in the hepatic dome. Cardiovasc Intervent Radiol 2003; 26: 543-9.

57. Ku Y, Iwasaki T, Fukumoto T, Tominaga M, Muramatsu S, Kusunoki N et al. Percutaneous isolated liver chemoperfusion for treatment of unresectable malignant liver tumors: technique, pharmacokinetics, clinical results. Recent Results Cancer Res 1998; 147: 67-82.

58. Liang SX, Zhu XD, Lu HJ, Pan CY, Li FX, Huang QF et al. Hypofractionated three-dimensional conformal radiation therapy for primary liver carcinoma. Cancer 2005; 103: 2181-8.

59. Lienard D, Ewalenko P, Delmotte JJ, Renard N, Lejeune FJ. High-dose recombinant tumor necrosis factor in combination with interferon gamma and melphalan in isolation perfusion of the limbs for melanoma and sarcoma. J Clin Oncol 1992; 10: 52-60.

60. Lindner P, Fjalling M, Hafstrom L, Kierulff-Nielsen H, Mattson J, Schersten T et al. Isolated hepatic perfusion with extracorporeal oxygenation using hyperthermia, tumor necrosis factor and melphalan. Eur J Surg Oncol 1999; 25: 179-85.

61. Liu LX, Jiang HC, Piao DX. Radiofrequency ablation in liver cancer. World J gastroenterol 2002; 8: 393-9.

62. Liu LX, Zhang WH, Jiang HC. Current treatment for liver metastases from colorectal cancer. World J Gastroenterol 2003; 9: 193-200.

63. Llovet JM, Bruix J. Systematic review of randomized trials for unresectable hepatocellular carcinoma: chemoembolization improves survival. Hepatology 2003; 37: 429-42.

64. Llovet JM, Burroughs A, Bruix J. Hepatocellular carcinoma. Lancet 2003; 362: 1907-17.

65. Llovet JM, Real MI, Montana X, Planas R, Coll S, Aponte J et al. Arterial embolisation or chemoembolisation versus symptomatic treatment in patients with unresectable hepatocellular carcinoma: a randomized controlled trial. Lancet 2002; 359: 1734-9.

66. Lo CM, Ngan H, Tso WK, Liu CL, Lam CM, Poon RT et al. Randomized controlled trial of transarterial lipiodol chemoembolization for unresectable hepatocellular carcinoma. Hepatology 2002; 35: 1164-71.

67. Lorenz M, Staib-Sebler E, Hochmuth K, Heinrich S, Gog C, Vetter G et al. Surgical resection of liver metastases of colorectal carcinoma: short and long-term results. Semin Oncol 2000; 27: 112-9.

68. Lu DS, Yu NC, Raman SS, Limanond P, Lassman C, Murray K et al. Radiofrequency ablation of hepatocellular carcinoma: treatment success as defined by histologic examination of the explanted liver. Radiology 2005; 234: 954-60.

69. Lygidakis NJ, Sgourakis G, Dedemadi G, Safioleus MC, Nestoridis J. Regional chemoimmunotherapy for nonresectable metastatic liver disease of colorectal origin. A prospective randomized study. Hepatogastroenterology 2001; 48: 1085-7.

70. MaekawaY, Ku Y, Saitoh Y. Extracorporeal cisplatin removal using direct hemoperfusion under hepatic venous isolation for hepatic arterial chemotherapy: an experimental study on pharmacokinetics. Surg Today 1993; 23: 58-62.

71. Malik U, Mohiuddin M. External-beam radiotherapy in the management of liver metastases. Semin Oncol 2002; 29: 196-201.

72. Manusama ER, Noijen PT, Stavast J, Durant NM, Marquet RL, Eggermont AM. Synergistic antitumour effect of recombinant human tumor necrosis factor alpha with melphalan in isolated limb perfusion in the rat. Br J Surg 1996; 83: 551-5.

73. Marinelli A, de Brauw LM, Beerman H, Keizer HJ, van Bockel JH, Tjaden UR et al. Isolated liver perfusion with mitomycin C in the

treatment of colorectal cancer metastases confined to the liver. Jpn J Clin Oncol 1996; 26: 341-50.

74. Neeleman N, Wobbes T, Jager GJ, Ruers TJ. Cryosurgery as treatment modality for colorectal liver metastases. Hepatogastroenterology 2001; 48: 325-59.

75. Nooijen PT, Manusama ER, Eggermont AM, Schalkwijk L, Stavast J, Marquet RL et al. Synergistic effects of TNF and Melphalan in an isolated limb perfusion model of rat sarcoma: a histopathological, immunohistochemical and electron microscopical study. Br J Cancer 1996; 74: 1908-15.

76. Noter SL, Rothbarth J, Pijl ME, Keunen JE, Hartgrink HH, Tijl FG et al. Isolated hepatic perfusion with high dose Melphalan for the treatment of uveal melanome metastases confined to the liver. Melanoma Res 2003; 14: 67-72.

77. Ohnishi K. Comparison of percutaneous acetic acid injection and percutaneous ethanol injection for small hepatocellular carcinoma. Hepatogastroenterology 1998; 45: 1254-8.

78. Okuda K, Ohtsuki T, Obata H, Tomimatsu M, Okazaki N, Hasegawa H et al. Natural history of hepatocellular carcinoma and prognosis in relation to treatment. Study of 850 patients. Cancer 1985; 56: 918-28.

79. Oldhafer KJ, Lang H, Frerker M, Moreno L, Chavan A, Flemming P et al. First experience and technical aspects of isolated liver perfusion for extensive liver metastasis. Surgery 1998; 123: 622-31.

80. Orlandi L, Zaffaroni N, Bearzatto A, Silvestrini R. Effect of melphalan and hyperthermia on p34cdc2 kinase activity in human melanoma cells. Br J Cancer 1996; 74: 1924-8.

81. Parks RW, Garden OJ. Liver resection for cancer. World J Gastroenterol 2001; 7: 766-71.

82. Petrowsky H, Gonen M, Jarnagin W, Lorenz M, DeMatteo R, Heinrich S et al. Second liver resections are safe and effective treatment for recurrent hepatic metastases from colorectal cancer: a bi-institutional analysis. Ann Surg 2002; 235: 863-71.

83. Pingpank JF, Libutti SK, Chang R, Wood BJ, Neeman Z, Kam AW et al. Phase I study of hepatic arterial melphalan infusion and hepatic venous hemofiltration using percutaneously placed catheters in patients with unresectable hepatic malignancies. J Clin Oncol 2005; 23: 3465-74.

84. Piedbois P, Zelek L, Cherqui D. Chemotherapy of nonoperable colorectal liver metastases. Hepatogastroenterology 2001; 48: 711-4.

85. Raina V, Sharma A, Kumar R, Bhargava M. Whole blood harvested after granulocyte-colony stimulating factor (Neupogen) mobilization, and reinfused unprocessed after high-dose melphalan treatment, accelerates hematopoietic recovery in patients with multiple myeloma. Cancer 1996; 77: 1073-8.

86.Ravikumar TS, Pizzorno G, Bodden W, Marsh J, Strair R, Pollack J et al. Percutaneous hepatic vein isolation and high-dose hepatic arterial infusion chemotherapy for unresectable liver tumors. J Clin Oncol 1994 ; 12 : 2723-36.

87.Rothbarth J, Pijl ME, Vahrmeijer AL, Hartgrink HH, Tijl FG, Kuppen PJ et al. Isolated hepatic perfusion with high-dose melphalan for the treatment of colorectal metastasis confined to the liver. Br J Surg 2003; 90: 1391-7.

88.Rothbarth J, Sparidans RW, Beijnen JH, Schultze-Kool LJ, Putter H, van de Velde CJ et al. Reduced liver uptake of arterially infused Melphalan during retrograde rat liver perfusion with unaffected liver tumor uptake. J Pharmacol Exp Ther 2002; 303: 736-40.

89.Rothbarth J, Tollenaar RA, van de Velde CJ. Recent trends and future perspectives in isolated hepatic perfusion in the treatment of liver tumors. Expert Rev Anticancer Ther 2006; 6: 553-65.

90.Rothbarth J, Woutersen RA, Sparidans RW, van de Velde CJ, Mulder GJ. Melphalan antitumor efficacy and hepatotoxicity: the effect of variable infusion duration in the hepatic artery. J Pharmacol Exp Ther 2003; 305: 1098-103.

91.Saidi RF, Chang J, Verb S, Brooks S, Nalbantoglu I, Adsay V et al. The effect of methylprednisolone on warm ischemia-reperfusion injury in the liver. Am J Surg 2007; 193: 345–8.

92.Sala M, Llovet JM, Vilana R, Bianchi L, Sole M, Ayuso C et al. Initial response to percutaneous ablation predicts survival in patients with hepatocellular carcinoma. Hepatology 2004; 40: 1352-60.

93.Saltz LB, Cox JV, Blanke C, Rosen LS, Fehrenbacher L, Moore MJ et al. Irinotecan plus fluorouracil and leucovorin for metastatic colorectal cancer. Irinotecan Study Group. N Engl J Med 2000; 343: 905-14.

94.Sato T, Asanuma Y, Kusano T, Sasaki N, Shindo Y, Koyama K. Difference in hepatic tissue oxygenation between Total Vascular Exclusion and Inflow Occlusion of the liver and the possible role of hepatic venous blood under liver ischemia. Dig Surg 1998; 15: 15-20.

95.Savier E, Azoulay D, Huguet E, Lokiec F, Gil-Delgado M, Bismuth H. Percutaneous isolated hepatic perfusion for chemotherapy: a Phase I study. Arch Surg 2003; 138: 325-32.

96.Schwemmle K, Link KH, Rieck B. Rationale and indications for perfusion in liver tumors: current data. World J Surg 1987; 11: 534-40.

97.Seifert JK, Morris DL. Prognostic factors after cryotherapy for hepatic metastases from colorectal cancer. Ann Surg 1998; 228: 201-8.

98.Seki T, Wakabayashi M, Nakagawa T, Itho T, Shiro T, Kunieda K et al. Ultrasonically guided percutaneous microwave coagulation therapy for small hepatocellular carcinoma. Cancer 1994; 74: 817-25.

99. Sigurdson ER, Ridge JA, Kemeny N, Daly JM. Tumor and liver drug uptake following hepatic artery and portal vein infusion. J Clin Oncol 1987; 5: 1836-40.

100. Skibba JL, Quebbeman EJ. Tumoricidal effects and patient survival after hyperthermic liver perfusion. Arch Surg 1986; 121: 1266-71.

101. Smith E, Brock AP. The effect of reduced osmolarity on platinum drug toxicity. Br J Cancer 1989; 59: 873-5.

102. Sparreboom A, Danesi R, Ando Y, Chan J, Figg WD. Pharmacogenomics of ABC transporters and its role in cancer chemotherapy. Drug Resist Updat 2003; 6: 71-84.

103. Stubbs RS, Cannan RJ, Mitchell AW. Selective internal radiation therapy with 90yttrium microspheres for extensive colorectal liver metastases. J Gastrointest Surg 2001; 5: 294-302.

104. Sung MW, Yeh HC, Thung SN, Schwartz ME, Mandeli JP, Chen SH et al. Intratumoral adenovirus-mediated suicide gene transfer for hepatic metastases from colorectal adenocarcinoma: results of a Phase I clinical trial. Mol Ther 2001; 4: 182-91.

105. Takayasu K, Shima Y, Muramatsu Y, Moriyama N, Yamada T, Makuuchi M et al. Hepatocellular carcinoma: treatment with intraarterial iodized oil with and without chemotherapeutic agents. Radiology 1987; 163: 345-51.

106. Thom AK, Alexander HR, Andrich MP, Barker WC, Rosenberg SA, Fraker DL. Cytokine levels and systemic toxicity in patients undergoing isolated limb perfusion with high-dose tumor necrosis factor, interferon gamma and melphalan. J Clin Oncol 1995; 13: 264-73.

107. Tralhao JG, Kayal S, Dagher I, Sanhueza M, Vons C, Franco D. Resction of hepatocellular carcinoma: the effect of surgical margin and blood transfusion on long-term survival. Analysis of 209 consecutive patients. Hepatogastroenterology 2007; 54: 1200-6.

108. Vahrmeijer AL, van Dierendonck JH, Keizer HJ, Beijnen JH, Tollenaar RA, Pijl ME et al. Increased local cytostatic drug exposure by isolated hepatic perfusion: a Phase I clinical and pharmacologic evaluation of treatment with high dose melphalan in patients with colorectal cancer confined to the liver. Br J Cancer 2000; 82: 1539-46.

109. van der Wilt CL, Marinelli A, Pinedo HM, Cloos J, Smid K, van de Velde CJ et al. The effect of different routes of administration of 5-fluorouracil on thymidylate synthase inhibition in the rat. Eur J Cancer 1995; 31: 754-60.

110. van Etten B, de Vries MR, van Ijken MG, Lans TE, Guetens G, Ambagtsheer G et al. Degree of tumour vascularity correlates with drug accumulation and tumour response upon TNF-based isolated hepatic perfusion. Br J Cancer 2003; 88: 314-9.

111.   van Iersel LB, Verlaan MR, Vahrmeijer AL, van Persijn van Meerten EL, Tijl FG, Sparidans RW et al. Hepatic artery infusion of high-dose melphalan at reduced flow during isolated hepatic perfusion for the treatment of colorectal metastases confined to the liver: a clinical and pharmacologic evaluation. Eur J Surg Oncol. 2007; 33(7): 874-81.

112.   van Ijken MG, de Bruijn EA, de Boeck G, ten Hagen tl, van der Sijp JR, Eggermont AM. Isolated hypoxic hepatic perfusion with tumor necrosis factor, Melphalan and mitomycin C using ballon catheter techniques: a pharmacokinetic study in pigs. Ann Surg 1998; 228: 763-70.

113.   van Riel JM, van Groeningen CJ, Giaccone G, Pinedo HM. Hepatic arterial chemotherapy for colorectal cancer metastatic to the liver. Oncology 2000; 59: 89-97.

114.   Wagner JS, Adson MA, Van Heerden JA, Adson MH, Ilstrup DM. The natural history of hepatic metastases from colorectal cancer. A comparison with resective treatment. Ann Surg 1984; 199: 502-8.

115.   Wallace JR, Christians KK, Pitt HA, Quebbeman EJ. Cryotherapy extends the indications for treatment of colorectal liver metastases. Surgery 1999; 126: 766-72.

116.   Wang LQ, Persson BG, Stenram U, Bengmark S. Influence of portal branch ligation on the outcome of repeat dearterializations of an experimental liver tumor in the rat. J Surg Oncol 1994; 55: 229-34.

117.   Wong SL, Edwards MJ, Chao C, Simpson D, McMasters KM. Radiofrequency ablation for unresectable hepatic tumors. Am J Surg 2001; 182: 552-7.

118.   Yoon SS, Tanabe KK. Multidisciplinary management of metastatic colorectal cancer. Surg Oncol 1998; 7: 197-207.

119.   Yumoto Y, Jinno K, Tokuyama K, Araki Y, Ishimitsu T, Maeda H et al. Hepatocellular carcinoma detected by iodized oil. Radiology 1985; 154: 19-24.

120.   Zhu LX, Wang GS, Fan ST. Spontaneous rupture of hepatocellular carcinoma. Br J Surg 1996; 83: 602-7.

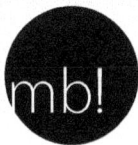

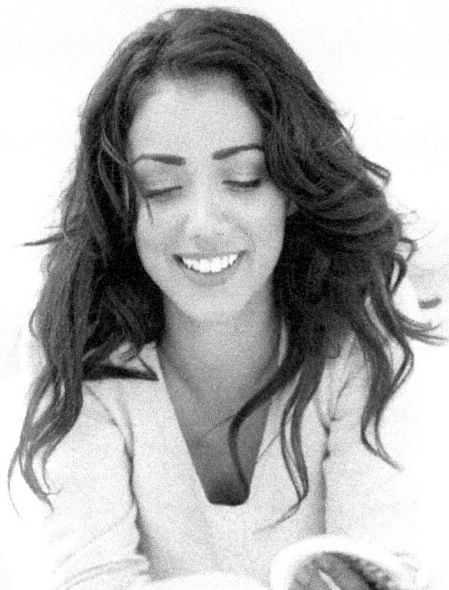